オールカラー

正常妊娠がよくわかる
新版 助産師外来で役立つ
超音波検査ガイドブック
Guide to the Ultrasound Examination for Midwives

妊婦健診の基本超音波画像がわかるWEB動画付き

[編著] 竹村秀雄 小阪産病院理事長

MCメディカ出版

推薦のことば

～助産師外来のバイブル～

　本書は、超音波検査の意義、初歩的なプローブの持ち方から、妊娠各期における確認事項や基本的なポイントを絞り込み、画像を鮮明に描出するためのコツなどを満載しているガイドブックです。また、これから助産師外来に超音波検査を積極的に取り入れたいと思っている方々のために、助産師外来の運営の仕方、取り組み方のシステムまで詳細に書かれています。

　病院・診療所・助産所における超音波検査の利用については、施設方針によっても違いがありますが、助産師による利用は主に胎児スクリーニングと愛着形成ツールに大別されています。助産師外来で超音波検査を実施するためには、助産師が基本的な操作方法を覚え、的確に画像を描出できるようになることが重要です。助産師の養成課程において、超音波検査の教育はまだ始まったばかりで、実習を実施するところにまでは至っていません。知識や技術を定着させるためには、教育の仕組み作りから始めなければなりません。一方で、経験に応じたトレーニングプログラム研修は、各地で実施され始めています。

　妊産婦のニーズの多様化に伴い、妊娠期から始まる育児へのイメージを持ち、赤ちゃんを受け入れる準備のためにも、助産師外来での超音波検査の利用は効果的でしょう。妊産婦と助産師が胎児の画像を共有することは、児への愛着形成を促すと同時に、妊産婦と助産師との信頼関係の構築にもつながります。ぜひ超音波検査を積極的に活用してほしいと思います。助産師が超音波検査を実施することがスタンダードになることにより、妊産婦や医療者に恩恵がもたらされることは間違いないでしょう。

　今後、助産師が超音波検査に関する知識・技術をますます習熟させ、繰り返し実施していくことで、より多くの成果が期待されます。あなたを導くバイブルとして、本書をお勧めします。

公益社団法人日本助産師会　会長
山本助産院　院長

山本詩子

はじめに

　妊娠・分娩は、母体内に宿った受精卵が 10 カ月かけて子宮内で育ち、産道を通って娩出されるという生物学的現象であり、その過程で何らかの異常が起これば、医療の手が必要であることは確かです。一方、1 人の女性が妊娠、出産、育児を経て母となっていくことは、もちろんその夫にとっても、人生というドラマの大きな節目となる物語 − narrative − でもあるのです。

　20 世紀は、科学技術の進歩とともに、医学が目覚ましい進歩をとげた世紀でした。産科学も周産期医学へと発展し、母子の安全性が著しく高まりました。さらに 21 世紀、少子化が進むなか、周産期医療従事者には高い安全性とともに、女性にとって貴重な経験となる妊娠・出産を、より安全で快適なものへ、より満足度が高いものに導くことが求められるようになりました。したがって、より一層、助産師に力を発揮してもらうことが必要であり、今後、助産師の活躍、なかでも助産師外来はますます求められていくでしょう。

　助産師外来においては、妊婦と胎児の正常な経過の確認と正常からの逸脱を疑うことが求められており、その意味で超音波検査は助産師にとってとても力強い味方です。モニター上に動くわが子を見て喜び、時には涙を流す妊婦を見ると、この検査は単に医学的に役立つだけでなく、妊婦や夫にとっても親になっていく narrative の上で大きなインパクトを与えるものだと感じています。

　本書の初版を刊行して早 12 年が過ぎました。その間、本書は多くの助産師の皆さんに愛されてきましたが、私たちの社会や医療を取り巻く環境は大きく変化し、さらに変わろうとしています。地域や他職種との連携が当然のこととなり、私たちの施設でも、2013 年から妊婦健診セミオープンシステムが始まり、レディースクリニック、産後ケアセンターが 2015 年に立ち上がりました。また、母性看護専門看護師やアドバンス助産師の活躍、地域保健所との連携も進みつつあります。こうした変化のなかでも、全ての妊婦・家族に安全に出産して、楽しく子育てしていただきたいという願いは変わりません。助産師がいきいきと妊婦と話をし、妊婦がとても満足しているのを見ると、医師の妊婦健診だけでは得られないものがあることを痛感し、改めて当院で助産師外来を開設し根付いたことは本当によかったと思っています。

　今回、助産師外来（妊婦健診）をはじめ、病棟や陣痛室、分娩室でも超音波検査を有効に使っていただきたいと思い、本書を大幅に改訂しました。技術的な面は、超音波検査室の超音波検査士が書いています。一部、専門的な内容もありますが、医師には医師としての、超音波検査士には技師としての超音波の使い方があるように、助産師には助産師としての使い方があるはずです。本書を参考に、それぞれの施設のそれぞれの立場で、超音波検査を活かしていただきたいと思います。助産師だけでなく、産科で働く看護師やこれから産科の超音波検査に従事する検査技師、さらに臨床研修中の医師にも、本書を役立てていただければ幸いです。

　2018 年 1 月

小阪産病院 理事長　竹村秀雄

Contents

推薦のことば　　山本詩子……1

はじめに……2

執筆者一覧……6

資料ダウンロード方法……7
WEB動画の視聴方法……8

第1章　助産師外来と超音波検査　　9

助産師・看護師が行う超音波検査 ……………………………………………… 10

1 妊婦健診における超音波検査の意義 ——— 10

2 助産師が行う超音波検査 ——— 10

3 日本超音波医学会認定超音波検査士制度 ——— 12

4 助産所における超音波検査 ——— 14

　助産所における超音波検査の実際　14

　助産所におけるケアと超音波検査　14

　助産所における超音波検査の活用例　16

助産師外来とは ……………………………………………………………………… 18

1 病院・診療所に勤務する助産師 ——— 18

2 助産師の業務と役割 ——— 18

3 妊娠管理における助産師の役割と期待 ——— 21

小阪産病院の助産師外来 …………………………………………………………… 23

1 施設紹介 ——— 23

　組織構成・体制　23　　病院理念・看護部理念　23

　看護部の体制　25

2 妊婦健康管理の実際 ——— 25

　妊婦健康管理についての基本方針　25

　医師による一般外来での健診の実際　36

3 助産師外来の実際 ——— 39

　導入に向けて　39　　助産師外来の運営　42

❹ 助産師の役割 ———— 50

責務と専門性 50　　妊婦・家族のニーズへの対応 51

継続看護とチーム医療 51　　助産師外来の評価 53

今後の課題 55　　おわりに 55

第 **2** 章　超音波検査の実際　　　　　　　　　　　　57

超音波断層装置の基礎知識 ·· 58

❶ 超音波とは ———— 58

超音波の性質 58　　周波数による違い 59

❷ 超音波断層法の原理 ———— 59

❸ 超音波断層装置の使い方 ———— 60

装置の設置場所と検査者の位置 60　　装置の基本構成と使い方 60

用語の説明 65　　経腹超音波の基準断面 69　　操作方法 70

妊娠初期の超音波検査 ·· 72

❶ 妊娠初期の確認事項 ———— 72

妊娠初期の検査・計測の実際 72　　基本の計測 77

初期超音波での異常・正常 79

❷ 多胎の診断と卵性・膜性の診断 ———— 85

双胎妊娠の卵性と膜性 85　　双胎妊娠の超音波による膜性の診断 85

妊娠中期・後期の超音波検査 ·· 88

❶ 妊娠中期・後期の確認事項 ———— 88

胎位・胎向の確認 89　　胎児発育の評価 95

胎児体重の推定法と評価 103

胎児発育不全(fetal growth restriction：FGR) 104

❷ 胎児異常のチェック ———— 106

胎児形態異常検出率 108　　胎児頭部の観察 109

胎児頸部・脊椎の観察 114　　心臓の観察 117

心臓以外の胸部の観察 128　　胎児腹部の観察 130

四肢の観察 142　　顔面の観察 146　　胎児の性別判定 151

超音波所見を加えた胎児評価法(Biophysical profile scoring：BPS) 153

❸ 胎児付属物のチェック————155

　　　胎 盤　155　　　臍 帯　160　　　羊 水　167　　　子宮頸管　171

新しい超音波検査 ……………………………………………………………… 175

❶ ドプラ法————175

　　　カラードプラとパワードプラ　175

　　　カラードプラとドプラ血流波形　176

❷ 3D・4D超音波————183

　　　3D超音波とは　183　　　3D・4D操作法　183　　　3D超音波の実際　185

Appendix
日本超音波医学会による各計測値における基準値
CRL・BPD・AC・FL・胎児体重　190

Column

NT計測について…81

プローブの扱い方…90

プローブの方向の確かめ方のコツ…94

脊椎位置の確認のコツ…95

BPD描出のコツ①…97

BPD描出のコツ②…98

FL描出のコツ…100

AC描出のコツ…102

胎児脊椎の観察…115

脊椎描出のコツ…117

四腔断面描出のコツ…123

四腔断面の観察ポイント…124

両室流出路描出のコツ①…125

両室流出路描出のコツ②…126

胎児腹部の観察のコツ（横断面での確認）…132

胎児腹部の観察のコツ（矢状断面での確認）…133

四肢の観察のコツ（下腿・足）…144

四肢の観察のコツ（上肢・手）…145

顔面描出のコツ（冠状断面の出し方）…146

顔面描出のコツ（矢状断面の出し方）…148

性別判定のコツ…152

AFI計測の実際…168

UmA-RI値の測定方法の実際…179

MCAの測定位置とRI値の測定方法のコツ…180

3D・4Dエコーのコツ…185

索 引……196

ダウンロード付録「妊娠中期・後期スクリーニング・チェックシート」……199

編著者紹介……200

執筆者一覧

編著者……………………………………

竹村秀雄 医療法人竹村医学研究会（財団）小阪産病院　理事長

執筆者……………………………………

第1章 助産師外来と超音波検査

助産師・看護師が行う超音波検査

❶～❸竹村秀雄 小阪産病院　理事長

❹（助産所における超音波検査）

篠原枝里子 東京医療保健大学　東が丘・立川看護学部助教

助産師外来とは／小阪産病院の助産師外来

徳永明美 小阪産病院　看護部長、助産師

金　英仙 小阪産病院　看護師長、助産師、母性看護専門看護師

関　映美 小阪産病院　外来主任、助産師

安達美樹子 小阪産病院　病棟主任、助産師

久米邦子 産後ケアセンター小阪　チーフ、助産師、前 小阪産病院助産師外来プロジェクトリーダー

三田村七福子 草津総合病院副看護部長、助産師、母性看護専門看護師、前 小阪産病院看護部長

第2章 超音波検査の実際

芳野奈美 小阪産病院　医療技術部　臨床検査室（前 超音波検査室室長）　臨床検査技師
日本超音波医学会認定超音波検査士（RMS）

協力……………………………………

栗本幸司 小阪産病院　医療技術部　情報企画部　部長　臨床検査技師

吉田英美 小阪産病院　医療技術部　臨床検査室　副主任　臨床検査技師
日本超音波医学会認定超音波検査士（RMS）

磯部美苗 小阪産病院　医療技術部　レントゲン室　副主任　診療放射線技師
日本超音波医学会認定超音波検査士（RMS）

内田純子 小阪産病院　医療技術部　臨床検査室　臨床検査技師
日本超音波医学会認定超音波検査士（RMS）

井上アキ 小阪産病院　医療技術部　臨床検査室　臨床検査技師
日本超音波医学会認定超音波検査士（RMS）

下本知子 小阪産病院　医療技術部　臨床検査室　臨床検査技師
日本超音波医学会認定超音波検査士（RMS）

資料ダウンロード方法

巻末の「妊娠中期・後期スクリーニング・チェックシート」は、WEBページからダウンロードすることができます。以下の手順でアクセスしてください。

■メディカID（旧メディカパスポート）未登録の場合

メディカ出版コンテンツサービスサイト「ログイン」ページにアクセスし、「初めての方」から会員登録（無料）を行った後、下記の手順にお進みください。

https://database.medica.co.jp/login/

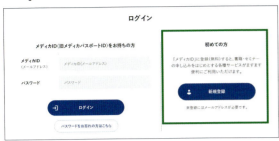

■メディカID（旧メディカパスポート）ご登録済の場合

①メディカ出版コンテンツサービスサイト「マイページ」にアクセスし、メディカIDでログイン後、下記のロック解除キーを入力し「送信」ボタンを押してください。

https://database.medica.co.jp/mypage/

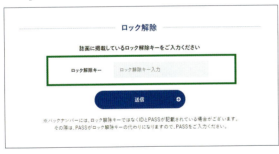

②送信すると、「ロックが解除されました」と表示が出ます。「ファイル」ボタンを押して、一覧表示へ移動してください。

③ダウンロードしたい資料のサムネイルを押すと「ダウンロード」ボタンが表示され、資料のダウンロードが可能になります。

ロック解除キー　US4MW2018

*WEBページのロック解除キーは本書発行日（最新のもの）より3年間有効です。有効期間終了後、本サービスは読者に通知なく休止もしくは終了する場合があります。

*メディカID・パスワードの、第三者への譲渡、売買、承継、貸与、開示、漏洩にはご注意ください。

*ロック解除キーの第三者への再配布、商用利用はできません。データは研修ツール（講義資料・配布資料など）としてご利用いただけます。

*図書館での貸し出しの場合、閲覧に要するメディカID登録は、利用者個人が行ってください（貸し出し者による取得・配布は不可）。

*雑誌や書籍、その他の媒体および学術論文に転載をご希望の場合は、当社まで別途お問い合わせください。

*ダウンロードした資料をもとに作成・アレンジされた個々の制作物の正確性・内容につきましては、当社は一切責任を負いません。

WEB動画の視聴方法

「妊婦健診の基本超音波画像」の動画は、WEBページにて視聴できます。以下の手順でアクセスしてください。

■メディカID（旧メディカパスポート）未登録の場合

メディカ出版コンテンツサービスサイト「ログイン」ページにアクセスし、「初めての方」から会員登録（無料）を行った後、下記の手順にお進みください。

https://database.medica.co.jp/login/

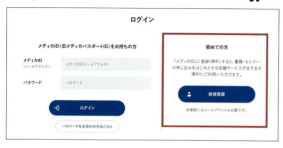

■メディカID（旧メディカパスポート）ご登録済の場合

①メディカ出版コンテンツサービスサイト「マイページ」にアクセスし、メディカIDでログイン後、下記のロック解除キーを入力し「送信」ボタンを押してください。

https://database.medica.co.jp/mypage/

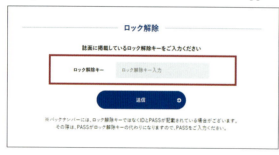

②送信すると、「ロックが解除されました」と表示が出ます。「動画」ボタンを押して、一覧表示へ移動してください。

③視聴したい動画のサムネイルを押して動画を再生してください。

ロック解除キー　US4MW2018

＊WEBページのロック解除キーは本書発行日（最新のもの）より3年間有効です。有効期間終了後、本サービスは読者に通知なく休止もしくは終了する場合があります。

＊ロック解除キーおよびメディカID・パスワードの、第三者への譲渡、売買、承継、貸与、開示、漏洩にはご注意ください。

＊図書館での貸し出しの場合、閲覧に要するメディカID登録は、利用者個人が行ってください（貸し出し者による取得・配布は不可）。

＊PC（Windows / Macintosh）、スマートフォン・タブレット端末（iOS / Android）で閲覧いただけます。推奨環境の詳細につきましては、メディカ出版コンテンツサービスサイト「よくあるご質問」ページをご参照ください。

第 **1** 章

助産師外来と超音波検査

助産師・看護師が行う超音波検査

1 妊婦健診における超音波検査の意義

　妊婦の健康診査は、妊娠初期から定期的に妊婦を診察し、必要な検査を行って正常な妊娠経過を確認するとともに、異常の予測あるいは早期発見に努めること、さらには保健指導を行うことを目的として、広く実施されています。妊婦の診察については、母体の健康状態だけでなく、胎児の状態も同時に診る必要がありますが、かつては胎児の情報として、胎動の触知や児心音の聴取によりその生存を確認することやレオポルドの触診法によって胎位・胎向を知ること、さらに子宮底長の測定によっておよその胎児の成長を知ることができる程度でした。

　超音波検査の産婦人科への臨床応用については、英国のイアン・ドナルドが、1958年に『Lancet』誌に発表したのが最初とされています。わが国では、1970年代に普及し始め、1980年代以降には妊婦健診に欠かせないものとなりました。つまり、その後の妊婦健診は、母体の健康診査とともに胎児の健康診査を同時に行うものとなったのです。

　妊婦から得られる情報としては、妊婦の訴えや診察所見、さらに血液検査をはじめとする種々の検体検査や生理学的検査がありますが、胎児については、妊婦自身の知り得る情報として胎動があるものの、検査所見としては、胎児心拍数陣痛図を除けば、超音波検査所見が最大のものです。超音波検査によって得られる胎児情報は、妊娠初期、中期、後期と進むにつれて、多項目にわたっています。これらの多くは、胎児が順調に成長していることを知るために必要であるとともに、異常の予測、あるいは早期発見に有用なものです。また、妊娠の早期から胎児の具体的イメージを直接妊婦や家族が見ることで、生まれる前から児への関心と自覚が高まり愛着形成にも役立つものだけに、現在の妊婦健診、妊婦指導に超音波検査は必須のものといえましょう。

2 助産師が行う超音波検査

　分娩監視装置が産科診療に導入され始めた1970年代前半頃には、当時の機器がまだまだ使いにくかったことや判定法も広く知られていなかったこともあって、こうしたME機器は医師が用いるべきものであると考えられていた時期もありました。その後、分娩監視装置は機器の性能が年々改良され、使用法や判定法も広く知られ

るようになるにしたがい、分娩経過を連続的に監視し続ける業務を担当する助産師にとって、真に有用な機器となりました。すなわち、医師が胎児の危急状態を診断し、対処するための機器としての位置づけだけではなく、むしろ助産師が胎児の健康状態を確認しつつ、安全な出産に導くためのモニターとしての役目の方がずっと大きくなっていったのです。

　一方、超音波断層装置についてはどうでしょうか。まず、機器の名称にかつて診断装置という名がついていたこともあって、診断行為は医師の行うべき業務であり、助産師には許されないといった考え方や、多くの施設では医師がほとんど独占的に使用していて、助産師に使用の機会が少ないこと、さらに分娩監視装置に比べると操作がやや複雑で、計測や判読にも多少の熟練を要することなどから、ともすれば敬遠しがちな助産師が多かったのが実情でしょう。助産師は、保健師助産師看護師法3条、30条と38条にあるように、妊婦、産婦、褥婦を対象として母体とともに胎児、新生児を含めてその健康状態を観察するとともに、異常状態の早期発見に努めることが必要であり、分娩監視装置とともに超音波診断装置を使用することは「助産師の業務」あるいは「助産師の業務に当然付随する行為」と考えられます。

　表1～3は、助産婦業務検討委員会で、当時の助産婦学校を対象に1993年に行われた調査結果ですが、20年以上前の当時でも、すでに93.9％の施設で超音波診断に関する講義が行われ、57.3％の施設で実習も行われていたことを示しています。現在、ほとんどすべての助産師教育機関で超音波診断に関するカリキュラムが盛り込まれており、実習が行われているところも出てきていると思われます。ただ、すでにかなりの年数業務についている助産師の方は、こうした教育の機会に恵まれず、また施設の中でも指導や実習を受けるチャンスの少なかった方も多いのではないでしょうか。これから助産師外来を始めようとする施設では、今後の助産師外来では超音波検査がたいへん役立つということを理解してもらったうえで、準備を進めていただくのがよいと思われます。

表1　助産婦学校における超音波診断教育

	講　義	実　習
あ　り	77（93.9％）	47（57.3％）
な　し	5（ 6.1％）	35（42.7％）
計	82（ 100％）	82（ 100％）

助産婦学校82校中（1993年度　助産婦業務検討委員会調査）

表 **2** 超音波診断に関する教育（妊娠初期）

	講義（n = 78）	実習（n = 47）
1. 胎　嚢	71（91.0%）	31（66.0%）
2. 胎　児	71（91.0%）	33（70.2%）
3. 胎児心拍	71（91.0%）	33（70.2%）
4. 胞状奇胎	49（62.8%）	6（12.8%）
5. 子宮外妊娠	50（64.1%）	6（12.8%）
6. 筋腫合併妊娠	43（55.1%）	11（23.4%）
7. 卵巣嚢腫合併	43（55.1%）	10（21.3%）

助産婦学校 82 校中（1993 年度　助産婦業務検討委員会調査）

表 **3** 超音波診断に関する教育（妊娠中期以降）

	講義（n = 78）	実習（n = 47）
1. 頭　部	66（84.6%）	35（74.5%）
2. 胸部・背部	62（79.5%）	32（68.1%）
3. 腹　部	62（79.5%）	32（68.1%）
4. 四　肢	63（80.8%）	33（70.2%）
5. 妊娠週数の判定	66（84.6%）	34（72.3%）
6. 胎児体重の判定	66（84.6%）	35（74.5%）
7. 胎　盤	61（78.2%）	36（76.6%）
8. 臍　帯	59（75.6%）	30（63.8%）
9. 羊　水	60（76.9%）	32（68.1%）
10. 胎児の動態診断	51（63.4%）	22（46.8%）
11. 性別の判断	49（62.8%）	23（48.9%）

助産婦学校 82 校中（1993 年度　助産婦業務検討委員会調査）

3 日本超音波医学会認定超音波検査士制度

　わが国における超音波医学に関する最大の学会である公益社団法人日本超音波医学会では、1991 年に、学会認定の超音波検査士制度を制定しました。その目的は、「超音波検査の優れた技能を有する看護師・准看護師・臨床検査技師・診療放射線技師を専門の検査士として認定し、超音波医学並びに医療の向上を図り、もって国民の福祉に貢献すること」にあるとし、その名称を公益社団法人 日本超音波医学会認定超音波検査士（JSUM Resistered Medical Sonographer：RMS）としています。

また、この認定試験を受験する資格として、

1. 日本国の看護師、准看護師、臨床検査技師、診療放射線技師のいずれかの免許を有すること。
2. 受験をする当該年度の<u>12月31日</u>（2020年より<u>9月1日</u>に変更）までに、3年以上継続して、公益社団法人日本超音波医学会の正会員もしくは準会員、または日本超音波検査学会の正会員であること。
3. 本会認定超音波専門医・指導検査士の推薦が得られること。

の条件をすべて満たしていることとされています（公益社団法人日本超音波医学会認定超音波検査士制度規則第6条）。なお対象領域は産婦人科の他、体表臓器、循環器、消化器、泌尿器、健診、血管と7つの領域に分かれて試験が行われ、同年度には1領域しか受験できないことになっています。

　現在、超音波検査士に認定されているのは臨床検査技師が多く、**表4**のように、消化器、循環器など内科系の検査に携わっている方々が多数となっています。産婦人科領域の検査士はまだ少数ですが、これから次第に増加していくものと思われます。助産師外来で妊婦の健診を行うために、この超音波検査士の資格認定が必要というわけではありませんが、超音波検査に習熟し、さらにそのスキルアップを目指す助産師や看護師の方は、日本超音波医学会の準会員、あるいは日本超音波検査学会の正会員となっていただくこともよいかと思われます。

表4　認定超音波検査士数（日本超音波医学会）

臨　床　領　域	認定超音波検査士
体　表　臓　器	4,088
循　　環　　器	6,193
消　　化　　器	8,995
泌　　尿　　器	1,300
産　婦　人　科	505
健　　　　　診	2,115
血　　　　　管	1,099
合　　　　　計	24,295

（2017年12月現在）

❹ 助産所における超音波検査

　助産所とは、地域において助産師が正常な妊娠・分娩・産後のケア等を取り扱う施設です。開業助産所は嘱託医師を定め、医師と連携を取りながら安全な出産を取り扱うために管理をしています。2015 年度の全国における助産所での出産数は 0.7％（6,885 人）[1]、自宅出産を合わせても 1 万人には満たないものの、ローリスクで経過に問題がない場合に、不必要な医療介入をせずに女性の力を最大限に生かし、自宅に近い環境で出産ができること、また助産師からの継続的できめ細やかなケアを受けられるという特徴があります。2016 年度の就業助産師数 35,774 人のうち、半数以上が病院、約 1 / 4 が診療所勤務であり、助産所に勤務している助産師の割合は 5.6％[2] であることが報告されています。

助産所における超音波検査の実際

　日本助産師会が発行している「分娩を取り扱う助産所の開業基準」では、超音波断層装置の設置は必須ではないものの、備えることが望ましい備品として定められています[3]。2016 年度に助産師会の実施した分娩を取り扱う助産所管理者を対象とした調査によると、超音波診断画像装置の保有率は 67.7％と約 7 割の施設が所有していることが報告されています（表5）[4]。約 20 年前の同様の調査では保有率が 55.8％であったことから[5]、社会のニーズや安全に対する意識の向上から所持施設の数が増加していることが考察されます。助産所における超音波断層装置の使用項目や頻度に関する詳細な調査はありませんが、10 年以上前の調査において超音波検査を毎回実施している助産所は 2.9％であったとの報告から[6]、助産所において妊婦健診の度に毎回、超音波検査を実施している施設は少ないことが推測されます。

助産所におけるケアと超音波検査

　助産所におけるケアは、快適であることもさることながら、安全であることが最重要課題といえます。そのため、助産師は女性が施設見学に来院したその日から、妊娠中の毎回の妊婦健診、分娩、産褥、その後の乳房ケアに至るまで、全ての機会において正常性（正常であること）を念頭においたスクリーニングを行っています。正常性のスクリーニングは通常病院でも実施されていますが、助産所は医療介入をすぐに提供することが難しいという点において、特に異常が発生するよりも前の段階での予測や、医療介入が必要であると考えられる場合になるべく早く、適切なタイミングで必要な医療につなぐ責務があります。そのような施設特性からも、超音

表 **5** 助産所で所有している各種医療機器の割合

		実数	%
1	ドップラー	248	98.8
2	分娩監視装置	215	85.7
3	超音波診断画像装置	170	67.7
4	酸素ボンベ	233	92.8
5	新生児用蘇生用マスク＆バッグ	239	95.2
6	パルスオキシメーター	191	76.1
7	経皮黄疸計	214	85.3
8	新生児の聴力検査機器	24	9.6
9	血糖測定器	158	62.9
10	オートクレーブ	141	56.2
11	その他	32	12.7
12	無回答	2	0.8

対象：分娩を取り扱う助産所管理者 348 名
n＝251（回収率 72%）

（日本助産師会．平成 28 年度助産所における分娩の安全性確保の方策に関する調査より転載）

波検査は安全な妊娠・分娩を取り扱うために多大な利益があると考えられ、その知識および技術は欠かせないものであるといえます。

　超音波検査の実施は職種によって役割が異なり、助産師の行う超音波検査では、特に異常の発見ではなく正常性の確認と精神的な援助としての役割が重要です[7]。しかし、正常性の確認をするということは、助産診断を実施しているということでもあるため、異常が発見された場合の対応も念頭に置き、責任を持って検査に当たる必要があります。また、正常性の確認をするためには、基本的な胎児計測ができるのみならず、医師や検査技師が実施している超音波検査の内容とポイント、胎児の解剖学的知識を得た上で、正常に描写される画像を把握しておくことが必要でしょう。例えば、解剖的知識として、単純に描写される内臓の位置や大きさの正常な構造を知っておくだけでも、出生前に発見することができる疾患があります。発見されずに助産所で分娩を取り扱ってしまう場合、児を多大な危険にさらしてしまうことになりかねません。しかし、正常性を知ることで逸脱をキャッチすることができ、母児にとって適切な施設での安全な分娩を可能にします。たとえ描写された画像が正常から逸脱された何の疾患であるかを正確に診断できなくても、正常性を知り、「何かおかしい」「正常から逸脱しているかもしれない」と思えることが大切です。

また、超音波検査の活用としては、主に妊娠期の妊婦健診に焦点が当てられることが多いですが、助産所では分娩期の使用も重要であると考えられます。特に分娩進行の判断のための児の回旋や胎児の状態評価のための羊水量、臍帯や胎盤の観察は、搬送を判断する上で重要な観察項目となり得ます。

正常性に加え精神的な援助の点で、妊婦健診の際に超音波検査を受ける母親にとってのメリットとしては、胎児画像を見ることにより胎児の発育が順調であることを知り[8]胎児の存在を確認し安心する[9]ことが挙げられます。また、ボンディングを育む効果も報告されています[10]。助産所での妊婦健診は病院の健診よりも時間をかけて行われることが多く、継続的に担当できるという特徴があります。その中で超音波をコミュニケーションツールとして使用しながら一緒に胎児の状態を観察し喜び、愛着形成を育めるような声かけや、丁寧な保健指導を実施することが可能となっています。

助産所における超音波検査の活用例

助産所での超音波検査の活用方法の一例を紹介します。助産所では妊婦健診は医師との共同管理のもとに実施します。ある助産所では、あらかじめ妊婦健診の週数によって超音波検査を嘱託医師と助産師で分担し結果を共有しています（表6）。その他必要と判断された場合、たとえば切迫早産や児の大きさの異常があると推測される場合、気になる所見がある場合などは、嘱託医師に依頼し追加で精査を実施します。超音波を予定している健診以外でもなかなか児頭が固定しない例や胎位異常が疑われる例は胎位胎向の正確な確認のためにレオポルド法に併用して使用します。その他、妊婦によっては性別を確認したいという希望や、家族が同伴した際には愛着形成のために実施することもあります。

分娩時は、特に異常の早期発見や介入の判断のために活用しています。内診で児頭が高い・矢状縫合が触れにくい、陣痛が弱い…といったような不正軸進入や回旋異常が考えられるような場合や、破水後長期の経過が予測される事例、モニターで気になる波形がみられた際など、早期に助産診断を実施し、次のケアに活かすことが必要となります。超音波検査で胎位胎向・回旋・羊水量・臍帯・胎盤を確認し、内診・外診所見も踏まえ、自然に待てるのか、是正のためにどのようなケアが必要か、医療施設への搬送を考慮すべきかを判断します。助産所では医療的介入が難しいことに加え、搬送が必要な場合にはかかる時間も考慮する必要があるため、特に早期の判断が求められます。また、超音波所見で胎盤の剥離徴候を早期の段階で十分に描写することは難しいかもしれませんが、緊急を要する病態のひとつである常

表 **6** 助産所における妊婦健診での超音波検査スケジュールの一例

時期	施行者
妊娠初期	医師
24 週	医師
28 週	助産師
30 週	医師
33 週	助産師
36 週	医師
予定日超過	医師

※ 24 週は胎児超音波スクリーニング検査を実施
※その他必要と判断された場合も実施

位胎盤早期剥離の場合も活用可能と考えます。

▶ **引用・参考文献**

1 ）公益財団法人母子衛生研究会．母子保健の主なる統計．平成 27 年度刊行．母子保健事業団，2015，47.

2 ）厚生労働省．平成 28 年衛生行政報告例（就業医療関係者）の概況.
http://www.mhlw.go.jp/toukei/saikin/hw/eisei/16/dl/kekka1.pdf ［2017. 12. 4.］

3 ）公益社団法人日本助産師会．分娩を取り扱う助産所の開業基準．2012.
http://midwife.or.jp/pdf/kaigyoukijyun/kaigyoukijyun.pdf ［2017. 12. 4.］

4 ）公益社団法人日本助産師会．平成 28 年度助産所における分娩の安全性確保の方策に関する調査．未発表.

5 ）白井千晶．1998 年全国有床助産所調査結果報告．助産婦．53(1)，1999，40-45.

6 ）鈴井江三子ほか．日本における妊婦健診の実態調査．母性衛生．46(1)，2005，154-162.

7 ）Nocolaides, K. Why midwives should scan：Interview by Mark Cunningham. Midwives Chron. 105(1249), 1992, 36-7.

8 ）Bennett, CC. et al. Patient acceptance of endovaginal ultrasound. Ultrasound Obstet. Gynecol. 15(1), 2000, 52-55.

9 ）Zlotogorski, Z. et al. Parental attitudes toward obstetric ultrasound examination. J. Obstet. Gynaecol. Res. 23(1), 1997, 25-28.

10）Langer, M. et al. Psychological effects of ultrasound examinations：changes of body perception and child image in pregnancy. J. Psychosom. Obstet. Gynaecol. 8, 1988, 199-208.

助産師外来とは

1 病院・診療所に勤務する助産師

　最近はほとんどの女性が出産場所に病院や診療所を選んでいます(図1)[1]。50年前は自宅や助産院などでの出産もまだ多く、30％近くの人が選んでいたようですが、平成に入ったころより99％の人が病院・診療所を選んでいます。これらは当然のことながら医学・医療の進歩ともリンクしており、結果、妊産婦の保健水準指標といわれる妊産婦死亡率の低下が実現し(表7)[1]、周産期死亡率(図2)[1]、乳児死亡率は世界のトップにまでなりました。そして出産場所の変化に伴い、助産師の勤務場所(表8)[2]も、病院・診療所などが多くなっていきました。

　病院や診療所に勤務する助産師が増えたことは、助産師のあり方にも変化をもたらしました。これに加え、個々の医療施設がもつ社会的役割やミッションは多種多様となり、さらに助産師の役割や責務も多岐にわたるようになっています。

2 助産師の業務と役割

　少し前までは「助産師」についての社会的認識・理解は高くなく、「昔の産婆さん」と言わないと通じないこともありました。しかし、現在ではそのようなことは少なくなり、社会からの期待・医療チーム内での責務がさらに大きくなってきているこ

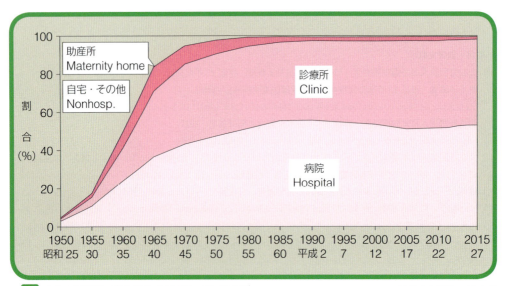

図1　出生の場所別、出生割合（1950〜2015年）　　　　　　　　　　（文献1より引用一部改変）

表 **7** 諸外国の妊産婦死亡率（1975～2014年）（出生10万対）　　　　　　　（文献2より引用）

国　名	1975 （昭和50）	1985 （昭和60）	1995 （平成7）	2005 （平成17）	2014 （平成26）
日　本*	28.7	15.8	7.2	5.8	3.9（2015）
カナダ	7.5	4.0	4.5	5.9（2004）	4.8（2011）
アメリカ合衆国	12.8	7.8	7.1	18.4	20.6（2010）
フランス	19.9	12.0	9.6	5.3	5.7（2011）
ドイツ**	39.6	10.7	5.4	4.1	4.6（2012）
イタリア	25.9	8.2	3.2	5.1（2003）	2.8（2010）
オランダ	10.7	4.5	7.3	8.5	3.4（2012）
スウェーデン	1.9	5.1	3.9	5.9	4.4（2012）
スイス	12.7	5.4	8.5	5.5	3.7（2010）
イギリス***	12.8	7.0	7.0	7.1	5.0（2010）
オーストラリア	5.6	3.2	8.2	4.7（2004）	4.0（2011）
ニュージーランド	23.0	13.5	3.5	10.4	9.4（2010）

国民衛生の動向2016／2017
　*人口動態統計
　**1985年までは旧西ドイツの数値である
***1985年まではイングランド・ウェールズの数値である
☆暫定値
出典：Vital Statistics of Japan
　　　Journal of Health and Welfare Statistics, Vol.63, Number 9, 2016/2017
　　　WHO, World Health Statistics Annual
　　　UN, Demographic Yearbook

表 **8** 年次別就業場所別助産師数

年次 職種	1986 （昭和61）	1992 （平成4）	1998 （平成10）	2004 （平成16）	2010 （平成22）	2014 （平成26）
就業助産師	24,056	22,690	24,202	25,257	29,672	33,956
助産所	6,182	3,452	2,078	1,654	1,789	1,804
病　院	13,998	15,643	17,486	17,539	19,068	22,055
診療所	2,678	2,256	2,746	4,111	6,379	7,305
保健所	203	292	257	231	266	283
社会福祉施設	−	−	17	7	14	23
看護師等学校 養成所	307	380	559	1,048	1,298	1,524
その他	688	667	1,059	667	858	962

（文献2より一部抜粋）

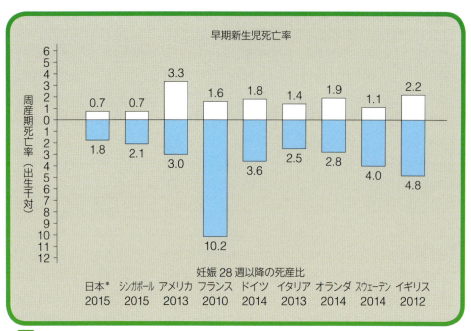

図 2 周産期死亡率の国際比較 （文献1より引用一部改変）
*人口動態統計
出典：UN, Demographic Yearbook, 2015
　　*Vital Statistics of Japan

とを感じます。また、最近では地域母子保健だけでなく、児童福祉に関する役割も今まで以上に期待されています。平成20年の児童福祉法改正による「特定妊婦」への支援がこの一つです。助産師が今まで以上に福祉の視点をもつことが求められていると考えます（後述「助産師の役割」p.21参照）。

　助産師は、「助産、又は妊婦、褥婦若しくは新生児の健康指導を行うことを業」（保健師助産師看護師法第3条）とするものであり、「異常があると認めたときは、医師の診療を求めさせることを要し、自らこれらの者に対して処置をしてはならない」（同法第38条）とされています。正常に経過している妊産婦の管理、指導を完遂し得る業種で、まさに独立開業している助産所ではそのとおりに実践されています。しかし、多くの助産師が勤務する病院あるいは診療所では、医師との協働・分担のスタイルは多岐にわたるため、助産師が助産師のもつ裁量にて活躍することは難しい状況にありました。正常経過にある妊産婦の管理についても、医師の業務として医師の管理下で行っている施設が少なくありませんでした。しかし、平成16年度から日本看護協会において、「助産師が自立して助産ケアを行う体制」の検討が開始され[3]、『院内助産システム』〔病院や診療所において、保健師助産師看護師法で定められている業務範囲に則って、妊婦健康診査、分娩介助並びに保健指導（健康相談・

教育）を助産師が主体的に行う看護・助産提供体制としての『助産外来』や『院内助産』を持ち、助産師を活用する仕組み〕[4]を推進するための職能団体による働き掛けが行われてきました。また、医師不足やチーム医療への注目などにより、この10年で病院・診療所などの施設でも、助産師が自らの裁量にて活動できるシステムが整備されてきています[5]。最近ではたくさんの施設で独自のミッションや特徴をふまえた助産師の活躍スタイルが構築されています[6]。医師のいる病院・診療所で、助産師が助産所同様に妊娠中から出産に至るまでの一貫したケアを提供するシステムがあるということは、さまざまな利点を生んでいるはずです。

　ただし、この役割を担い期待に応えるためには、消費者としての妊婦とその家族から、さらには社会的に、一層信頼される活動として認められるよう努力し続けなければなりません。また、慣れない責任を重く感じ過ぎてしまうこともあり得ます。しかし、自らの裁量のもと、責任をもって機能し、妊産婦やその家族に満足してもらえたと感じることは、助産師自身のやりがいにもつながります。

❸ 妊娠管理における助産師の役割と期待

　助産師外来の目的は妊婦の健康管理であり、それには2つの大きな柱——「健康診査（診察・検査）」と保健指導や相談業務などの「生活支援」があります。妊婦健康診査は、医師の役割と重なる最も大切な柱です。女性の妊娠と胎児が正常経過にあり逸脱所見がないこと、これからの経過を憂うリスクを認めないことをしっかり判断しなければなりません。当然、正常からの逸脱やリスクを認めた場合には、医師へ相談し、診察を要請するとともに、個別性をふまえた生活指導を行います。この個別的生活指導を行うためには、妊婦や家族とのコミュニケーションは必須です。申し出や要望、体験に耳を傾け、心理面や社会面などを含めて対象を知り理解することで、安全と安心の提供を目指します。

　医師は、妊婦や胎児のリスク・検査・治療に焦点を向けています。ただ、リスクをもつ妊婦、あるいは検査や治療が必要な妊婦はもちろんのこと、臨床的には正常な経過であっても、相談相手を求める妊婦は多いものです。そういう点で、生活に寄り添う助産師が、日常生活をはじめ、赤ちゃんへの期待や心配などに気軽に相談にのってくれる助産師外来は、まさに現代の妊婦のニーズに合致したものといえます。また、妊婦自身にとって選択肢が増えることにもつながります。医師による健診で異常の早期発見・治療に重きを置きたいのか、あるいは妊娠期間を不安なく快適に過ごし、どのような出産体験にするのかをじっくり話し合いながら考えたいのか、さらには、医師の診療は必要最小限にしてできるだけ助産師外来を活用するの

かなど、施設のシステムにもよりますが、画一的でないサービスの提供につながります。

　ただ、このシステムの質を保証するためには、妊娠・分娩・育児についての正確な知識や正確な診断技術が必要であることは言うまでもありません。また、助産師外来での超音波検査は、胎児の順調な発育を確認する以外の別の意味ももっています。妊婦が生まれてくるわが子を想像する機会であったり、わが子について感じていること、考えていることを語る機会となり、妊婦が親となるプロセスを支えるツールになり得ます。もちろん、超音波検査といっても、施設の性格、スタッフの構成などによって、助産師外来で利用する方針やその実際はどこでも同じというわけではないでしょう。それぞれの施設において、医師や技師などと話し合いながら、お互いに協力し合い、連携しながら、より充実した助産師外来・妊婦健診へと導いていってほしいと考えます。

▶**引用・参考文献**

1）公益財団法人母子衛生研究会. 母子保健の主なる統計（平成28年度刊行）. 母子保健事業団, 2016, 48, 110.
2）厚生労働省. 平成26年衛生行政報告例（就業医療関係者）の概況.
　http://www.mhlw.go.jp/toukei/saikin/hw/eisei/14/dl/kekka1.pdf（2017.1.10）
3）公益社団法人日本看護協会 助産師職能委員会. 病院・診療所における助産師の働き方：助産師が自立して助産ケアを行う体制づくりのために. 日本看護協会, 2006, 38p.
4）公益社団法人日本看護協会ホームページ. 院内助産システムについて.
　https://www.nurse.or.jp/nursing/josan/oyakudachi/kanren/2011/innaijosan.html（2017.2.1）
5）松尾博哉・遠藤俊子監修. 社会医療法人愛仁会千船病院・高槻病院看護部編著. チーム医療で支える院内助産院：企画・運営のQ&A. 薬ゼミ情報教育センター, 2010, 113p.
6）公益社団法人日本看護協会ホームページ. 助産外来・院内助産実践施設の紹介.
　https://www.nurse.or.jp/nursing/josan/oyakudachi/kanren/2011/shokai.html（2016.9.8）

小阪産病院の助産師外来

ひとくちに助産師外来といっても、実際は、その施設の理念や助産師外来に課せられた役割などにより、さまざまな形態があります。ここでは、筆者らが所属する小阪産病院での、妊婦健康管理の基本方針、助産師外来の位置づけなどを紹介し、その一例を説明します。

❶ 施設紹介

組織構成・体制

当院は主としてローリスク妊産婦を対象とし、1日平均外来患者150名、年間分娩件数約1,900件、うち帝王切開数約330件を取り扱う、病床数61床（一般54床、新生児7床）の産婦人科単科病院です。2016年には創立85周年を迎えました。地域に根差すこと、生活の場に近いことが求められ、保健や福祉との連携も期待されている施設です。200名余の職員を有し（非常勤含む、以下同）、産婦人科医12名、新生児科医2名、看護職87名（うち助産師39名、母性看護専門看護師2名）、日本超音波医学会認定超音波検査士6名（臨床検査技師5名、放射線技師1名）などで構成されています。チーム医療の考え方がシステムの中心となっており、職種ごとに自律した専門性が求められる組織です。

病院理念・看護部理念 （図3、表9）

当院の病院理念は、院内公募による職員の意見をもとにリニューアルし、現在は全職員が共通認識するものとなっています。患者が満足を感じることができる病院であるために、職員自らが能力の開発、人間性の向上、健康の増進を続けると同時に、一人ひとりが独自の役割を担うだけでなく、専門性を活かしてシステムとして機能するための努力を続けることをうたったものです。また、地域への貢献や、家族もケアの対象であることを盛り込んでいます。さらに、2008年に当院のクレド（信条）としての基本方針『Himawari』を創りました。これは研修会やプロジェクトメンバーによる検討を積み重ね、患者様・ご家族の方々はもちろん、地域の方々、そして、当院職員がより満足できる姿を望み、表現したものです。『Himawari』カードとして全職員が携帯しています。

これらをふまえ、看護部として特に大切にしたいことを、看護部理念として表現

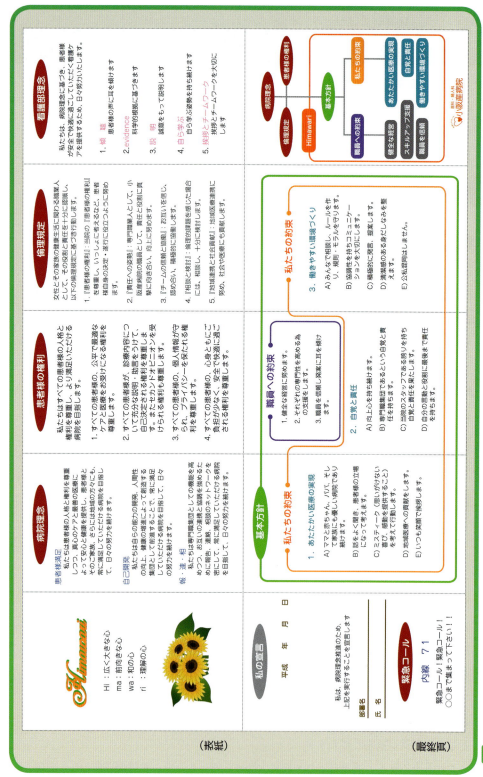

図3 「Himawari」カード 折りたたんでカード型にして全職員が携帯している。

表 9 病院理念

患者様満足
　私たちは患者様の人格と権利を尊重しつつ、真心のケアと最善の医療によって安心と健康を提供し、患者様とそのご家族、さらには地域の方々にも、常に満足していただける病院を目指して、日々の努力を続けます。

自己開発
　私たちは自らの能力の開発、人間性の向上、健康の増進によって創造する集団として前進することで、常に満足していただける病院を目指して、日々の努力を続けます。

報・連・相
　私たちは専門職集団としての機能を高めつつ、お互いの連携と協調を強めるために報告、連絡、相談のネットワークを密にして、常に満足していただける病院を目指して、日々の努力を続けます。

しました。全看護スタッフから意見を集め、明解であること、概念的すぎないこと、覚えやすいことを意識して抽出したものです。

看護部の体制

　看護部は、看護職 87 名と事務作業補助や環境整備などを担当する 27 名の合計 114 名で構成しています（2016 年 9 月現在）。7 対 1 看護、二交代制（6 人夜勤）であり、多忙時や救急手術などに対応するために夜間はオンコール制も導入しています。看護単位は一単位であり、看護師長室に所属する役職者と休職者を除く 74 名は、外来あるいは病棟に所属しています。また病棟は機能別に 4 チーム編成としており、主病棟、LDR、新生児室、中央材料室（中材）・手術室に分かれています（図4）。ただし、日常担う業務について完全には固定化していません。外来所属者でも LDR 業務を担うことがありますし、新生児室所属者でも手術室業務を担うことがあります。よって助産師外来を担う助産師も、どこか特定のところに所属しているのではありません。後述するような基準をクリアした者は、どこに所属していても業務の一端を担っています。

② 妊婦健康管理の実際

妊婦健康管理についての基本方針

　病院理念に基づき、妊婦とその家族に安全を提供し、かつ快適な妊娠経過をたどっていただくことが当院の第一の役割だと考えています。この役割を果たすために、当院では表10 に示した妊婦の管理・ケア方針に沿って医療提供を行っています。この方針には検査やスクリーニングのみならず、時期に応じた指導や説明内容まで

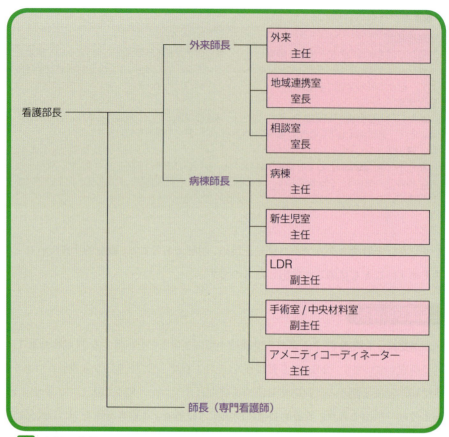

図4 看護部 組織図

含まれており、医療の質の保持にも役立てています。

1 安全性の提供のために

安全性を提供するために、以下の点に留意し診療を行っています。

●異常の早期発見に努める

異常を早期に発見することは、医療施設が持つ当然の責務です。特に、単科病院である当院では、胎児や新生児への高度な医療をはじめ、内科や外科、精神科など他領域の専門性の高い医療を提供することはできません。もし、これらが必要となる可能性がある場合は、他施設への紹介や連携が不可欠となります。それらが必要になる「適切な時期」を逃さないためにも、他施設への紹介や連携の判断が大変重要であることは言うまでもありません。

表⑩ 妊婦の管理・ケア方針

	基本健康診査	外来での一般的ケア（看護師・助産師）	助産師独自の担当ケア	希望・必要時の個別的継続的ケア （随時）
5週	妊娠診断 内診（初診〜15週）			相談コーナー
8週	初期血液検査			電話相談
11週〜12週	初期超音波スクリーニング 子宮がん検診	情報提供 ・予定日確定 ・健診の受け方 ・体重管理のために ・助産師外来の勧め ・産前教室の案内 ・「Hello Baby」案内		症例検討会 患者ピックアップ 遺伝カウンセリング
15週	助産師外来健診開始 （希望者のみ・医師と隔回）		妊娠中のおっぱい教室	チームでのケア 保健福祉連携
18週	中期I超音波スクリーニング		前期マザークラス	受け持ち担当によるケア
23週			ソフロロジー教室	専門看護師によるケア
26週	中期II超音波スクリーニング 中期血液検査・クラミジア検査			
31週		入院誓約書 臍帯血バンク案内	後期マザークラス 　　　　or 両親学級 妊娠中の育児教室	
34週	（34週以降、医師健診時毎回内診） 後期超音波スクリーニング	胎動カウント バースプラン確認	妊娠中の沐浴教室 分娩体験	
36週	後期血液検査・GBS検査			
37週	NST検査（以降、毎回）			
40週	助産師外来健診終了 （39週6日）			
	〈毎回〉 外診・超音波診 〈希望者〉 選択検査 （出生前診断含む） 超音波3D撮影 （20〜30週）	〈毎回〉 問診時保健指導 〈希望者〉 マタニティビクス／ヨガ パパフィット （16週〜）	〈希望者〉 骨盤ケア教室	

＊超音波スクリーニングは超音波検査室で専任技師が実施。

●さまざまな情報提供（開示）とインフォームド・コンセント

　最近は、医療への関心が高い患者・家族が増えています。インターネットの普及や書籍の充実により情報源には事欠きませんが、一般知識として得られる情報以外に、病院からの情報提供や指導が求められます。また、これらを開示・説明する準備や姿勢があるかどうかで病院を評価されているようにも感じます。当院の基本方針を知って、十分理解していただいたうえで、分娩施設の選択、医師による妊婦健診あるいは助産師外来での妊婦健診かの選択、基本スクリーニング検査以外の選択希望検査、出産方法などの選択をしていただいています。

●妊婦の自覚と主体性を高める働きかけ

　しかし一方で、「病院にまかせたら安心」「病院がよいようにしてくれる」という考えをもつ妊婦や家族もあります。このような価値観はすぐに変わるものではないため、当院の方針としては、その価値観自体もできるだけ尊重しています。しかしながら、満足のできるお産をするために、また、今後の妊婦本人の健康増進のために、「自分のことは自分で決める」「自分の健康は自分が管理する」といった姿勢や努力は不可欠です。当院でも、病院の第一理念である「患者様満足」達成のため、また出産後の育児や健康生活行動への主体性が高まることを期待して、妊婦とその家族が自己決定できるようなサポートを心掛けています。

●さまざまな専門職種が独自性を活かすチーム医療

　より質の高い医療を提供するためには、1＋1が2以上になるシステムとして機能することが重要です。そのためには、一人ひとりが特殊性や専門性を発揮することが不可欠です。例えば毎回の妊婦健診において、対象妊婦に寄り添って話を聞くことを得意とする看護職が予診・問診を担当しており、身体の変調や日常生活について保健指導を行っています。また、入院や手術が決定した際には、目的や治療方針などの説明は医師が行いますが、さまざまな情報の提供や患者と家族の心的サポートを目的に、必ず看護職もその場に立ち会い、必要時は補足説明もします。入院生活の具体的な内容や日常的計画、経過については看護職が説明し、これらの情報は全て診療録に記載し全ての職種間で共有しています。当院では、診療録を職種によって区別することは行っておらず、患者情報は全職種で共有できるようになっています。このことは情報の共有だけでなく、包括的なアセスメントをするためにも役立っていると考えます。

表11 症例検討会での検討ケース例

- GDMでインスリン療法中だが当院での出産を強く希望する妊婦
- 精神疾患既往歴があり、受診を自己中断している妊婦
- 超音波スクリーニング検査を拒否する妊婦
- 生活や診療に宗教上の規制のある妊婦
- 特定妊婦

●さまざまな分析・検討

①情報の集積と検討

　当院では、1991年（平成3年）より妊娠・分娩・新生児についての全てのデータを「周産期データベース」に入力し、データ管理を行っています。現在40,000件以上のデータを保有しており、集積したデータを統計的に検討し、私たちが基本としている医療の適切性や改善点の探索にも役立てています。また、これらのデータを病院年報に掲載することで、職種を問わずデータの推移を把握することができるようにしており、実務的な業務内容の見直しや業績向上に向けての基盤としています。

②個やケースへの検討・対応

　情報を集積して当院の全体像を分析・検討する一方で、患者個人やある特定の事象を対象としたケアや対応についても検討しています。これらは、タイムリーに行うことが重要ですが、入院患者とは異なり、外来通院患者の場合にはどうしても見落としがちになります。それを補うために、症例検討会を定期的に開催し、医師・看護職・栄養士・薬剤師・臨床検査技師・事務など多職種で検討しています（表11）。症例検討会にて、多角的にタイムリーな前向き検討を行うことで、見落としがちな問題点や対応策が見えてくることも少なくありません。

　また、看護ケアの充足を図るために、外来通院中より「看護問診票・看護記録」（図5）を使用しています。看護における情報管理とSOAPの記録を行い、一貫したケア提供を行えるよう心掛けています。

2 快適性の提供のために

　快適性の提供は、私たち看護職の専門性において期待されるところです。

●マイナートラブルへの配慮

　プライマリ・ヘルスケアといわれる、高次医療とは対極にあるケア提供が私たちの役割だと考えます。つわり・便秘・こむらがえり・腰痛・恥骨痛といった身体的

看護問診票・看護記録

ID　　　　　　　　　　　　　予定日　　　年　　　月　　　日　　　　　　G　　P

氏名　　　　　　　　　　　　受け持ち担当看護師：＿＿＿＿＿＿＿＿

問診聴取日：　　　年　　　月　　　日　　　サイン：＿＿＿＿＿＿＿＿

既往歴	特記すべき疾患：		
	受診施設：		
	受診状況：		
	内服薬：		

家族構成		入籍：　済　・　未　・　予定（　　　　　　月）		
	家族環境・支援体制		本　　人	夫・パートナー
		職　業		
		労働時間		
		休暇(産休)		
		実　　家		
		サポート者：		
		出産前後過ごす場所：		
嗜好	飲酒：無・やめた・有⇒量：	病院までの交通：　　　　　　　（　　　　分）		
	喫煙：無・やめた・有⇒量：	分娩場所：当院・他院（　　　　　　　　　）		

	21 週以前	22 週〜32 週	33 週以後
特記すべき疾患の確認・追跡			
看護問診　追跡（嗜好含む）			
保健指導・体重コントロール			
・排便コントロール			
・その他マイナートラブル			
教室受講・フォロー乳房チェック			
入院・育児準備			
サポート体制・保健福祉連携			
特記事項			

2016.08.2000 ①

図 **5**　看護問診票・看護記録

マイナートラブルだけでなく、心配・不安といった精神的マイナートラブルにも、少しでもお役に立てることを目標としています。

そしてマイナートラブルの保健指導・支援をより健康的で効果的なものとするために、以下の点についても意識しています。

●患者への共感、家族へのサポート

病院理念である「患者様満足」を達成するために、特に、ローリスク妊婦が求める「病気ではない生理的な心身の変化」「自然な情緒的反応」への共感を大切にしたいと考えています。「一緒にいる」「話を聞く」「寄り添う」ことで、心配や不安だけでなく、喜びや感動も共有できればと考えています。そしてそれは、家族を排して行うものではなく、家族をもサポートするものでありたいと日々模索しています。

●基本的ケアの充実

①さまざまな情報提供や集団指導

年間約 1,900 人の女性が当院を出産場所に選んでくださいます。全ての妊婦にプライマリ助産師が個々に対応することが理想ですが、人的手段・経営的観点からそれは困難です。妊娠期間中におけるさまざまな情報提供はできるだけ効率よく、また効果的に行うことが重要です。そこで当院では、妊娠経過やその管理・ケアについての基本方針や考え方を理解していただくため、そして妊婦や家族が求める情報をできるかぎり提供するために、さまざまなパンフレットやリーフレットを作成しています（写真1）。これらは、妊娠確定後にまとめて渡すものと、妊娠の時期ごとに看護職からの指導を添えて渡すものに分け、指導効果も考えています。また、妊娠・分娩・産褥各期および新生児について作成された当院独自のテキストは、新病院移転を機に、電子媒体にていつでもどこでも確認できるよう変更しました。その他、さまざまな集団指導のみならず、ホームページ上での情報提供や双方向性の交流なども行っています（写真2）。

②個別性への対応

指導媒体による説明や集団指導、あるいは健診時の指導だけでは、全ての妊婦の期待を充足することはできません。これら個別性に対応するため、主として助産師外来の利用をお勧めしています。助産師外来では個室にて 30 分間、家族も一緒に効果的な情報提供や指導を受けることができます。また、そこで妊婦や家族から得られた情報や行ったケアを診療録に記載し、チーム全体で妊婦をケアするのに役立て

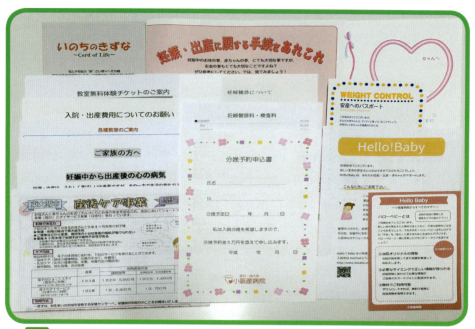

写真 1 パンフレット・リーフレット

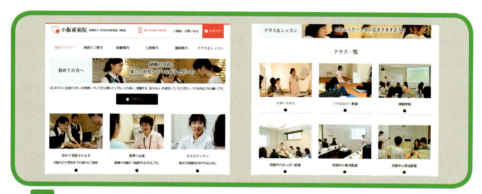

写真 2 ホームページでの情報提供：初めての方へ

　ます。もちろん、チームでのサポートだけでは不十分なケースの場合には、受け持ち担当助産師を決めてサポートに当たることもあります。そして、対応がより困難なケースについては、熟練した助産師や母性看護専門看護師が担当します。関連部署や母性看護専門看護師、あるいは地域保健師や他の専門施設と連携し、適切な対応ができるよう心掛けています。

　また、当院の外来では相談室を設けており、専任の助産師を配置しています。外来フロアに個室スペースを確保し、誰でも気軽に声を掛けることができるようにしています。電話相談のための専用回線も設けており、日中は直接、相談室担当者につながるようにしています。

表12 胎児超音波スクリーニング

	検査適正時期	検査内容
初期スクリーニング	妊娠11〜13週	分娩予定日確定・NT測定
中期Ⅰスクリーニング	妊娠18〜21週	胎児発育・形態異常・4D体験・性別（希望者）
中期Ⅱスクリーニング	妊娠26〜29週	胎児発育・形態異常・胎盤位置・羊水量
後期スクリーニング	妊娠34〜37週	胎児発育・羊水量

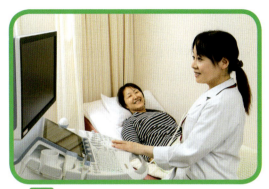

写真3 超音波検査室

● 超音波検査室

　超音波検査室には、日本超音波医学会認定の超音波検査士6名（臨床検査技師5名、放射線技師1名）が所属し専任で役割を担っています。主な役割は、妊娠中のスクリーニングとしての計4回の検査ですが（図6、表12、写真3）、そのほかにも適宜医師の依頼に基づき必要な検査を担当しています。この専任者による精密で信頼できるスクリーニングのおかげで、妊婦健診をより安全で効果的に行うことができます（図6）。医師は短い外来診療時間の中でそれ以外の異常の発見や治療などに集中できます。

● セミオープン病院としての機能

　当院は地域のセミオープン病院として、27の診療所などからの受け入れを行っています（2018年1月時点）。妊娠中の定期胎児スクリーニング検査、分娩、入院、1カ月健診や救急対応は当院が全て担当しますが、妊娠中の健診は、地域の診療所が担当するというシステムです。待ち時間や通院距離などを日常生活の範囲内で最小限の負担としたい妊婦や、近医では分娩・入院を扱っていない妊婦、またはかかりつけの診療所での管理・ケアを希望するがリスクの問題で不可能な妊婦など、さまざまな需要があります。

患者ID　　0000001	検査日　20＊＊年＊月02日　　DiskNo. B
氏名　　　小阪 産子 様	LMより妊娠　　11W6D　　検査No. f-＊＊＊
生年月日　19＊＊年01月01日　　32歳	

CRL：46.4mm →　　W　D 相当	胎児心拍：　169 bpm
BPD：16.7mm → 11W2D 相当	児運動：（＋）
HL：　　mm →　　W　D 相当	NT：　　mm
FL：　　mm →　　W　D 相当	羊水量：（中）
AC：　　mm →　　W　D 相当	子宮位置：（前屈）
EFW：　　g →　　W　D 相当	子宮内出血：（−）
推定胎齢：11W2D	卵巣腫大：（＋）
予定日修正：あり（BPD）	大きさ　R：1.9× 2.4× 2.1cm
出産予定日：20＊＊年＊月21日	L：　×　　×　　cm

【画像】

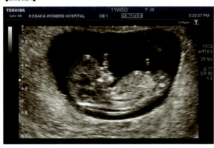 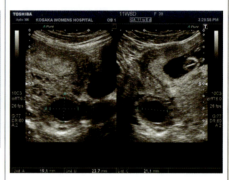

【所見】
右卵巣 simple cyst

| 検査者 | ○○○○（RMS ＊＊＊＊＊） | 超音波検査指導医 | ○○○○（SJSUM ＊＊＊） |

KOSAKA WOMENS HOSPITAL

図 6-1　妊娠初期超音波スクリーニング検査結果（例）

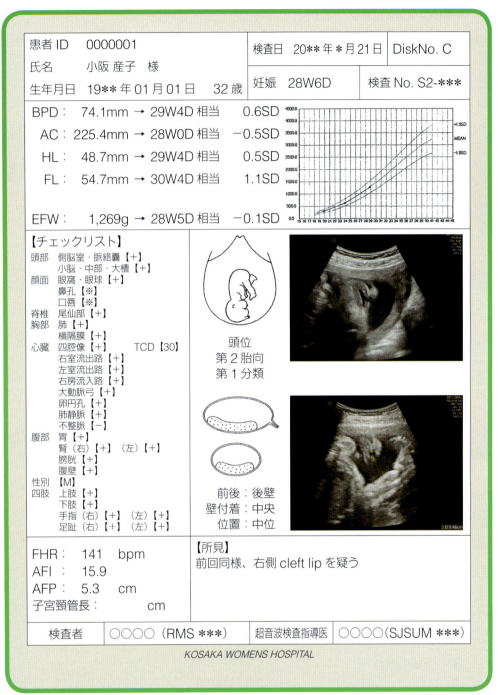

図 6-2 妊娠中期Ⅱ超音波スクリーニング検査結果（例）

●遺伝カウンセリング

2015年10月に、遺伝カウンセリングを開設しました。日本遺伝カウンセリング学会認定の遺伝カウンセラーが1名在職しています。対象は、胎児出生前診断を希望されている方やそれについての詳細な説明を希望される方で、1妊婦に対して45分の予約制です。当院で実施している胎児出生前診断は、クアトロ検査、コンバインド検査、羊水染色体検査です。胎児出生前検査の普及や出産年齢の高年化に伴い、胎児出生前検査に関する関心は年々高まっています。そのため、正しい知識を提供することや、妊婦・家族の不安や疑問に寄り添う対応が求められています。

医師による一般外来での健診の実際

1 システム

外来診療受付時間は、月曜日〜土曜日の8：30〜16：30、午前3診制・午後2診制で、1日に平均150名の診療を行っています。その中で医師の診療介助、妊婦への保健指導や検査などを看護職が担っています。医師は全ての妊婦の診療を担当していますが、特に双胎や前置・低置胎盤、切迫流早産傾向などがある、周産期学的にハイリスクな妊婦は医師の診察が必須となっています。

医師による診察を受けるための予約は、医師の指示に基づき、妊婦自身が当院のホームページや院内予約機から行います。ただし、超音波スクリーニングに関しては、対象時期や条件などがあるため、医師の指示に基づき、看護職またはメディカルクラークが健診終了後に処置室にて予約を行います。

2 部屋の構造

外来フロアは図7のようになっています。同フロアにて採血や超音波検査を含めた必要な検査を全て行うことができ、妊婦健診がスムーズに進められるようになっています。また各セクションのスタッフも、診療の流れに沿ってスムーズに動くことができるような配置にしています。

3 受診の流れ

受診した妊婦は、図8の流れに沿って診療を受けます。採血検査や超音波スクリーニング検査が予定されている場合は、診療前に受けていただきます。その後、血圧・体重測定、尿検査を受けます。そして、予診室で看護職による問診を行います。医師による一般健診前の予診・問診は、対象に寄り添って話を聞くことを得意とす

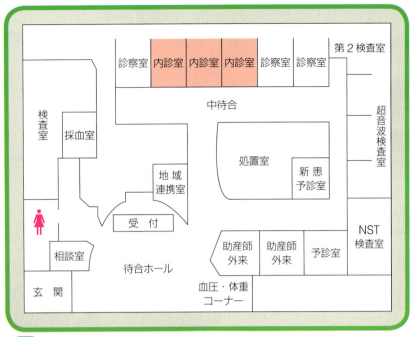

図7 外来フロア

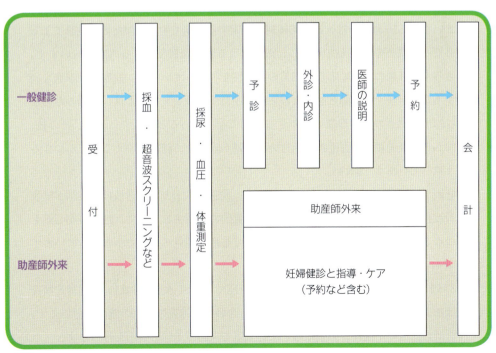

図8 一般健診と助産師外来の違い

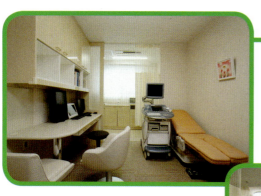

写真 **4** 診察室

写真 **5** NST検査室

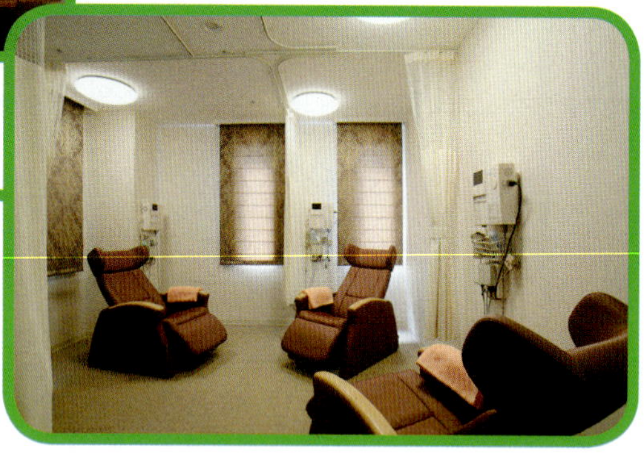

る看護職が担当します。

　妊娠初期は切迫流産や出血が起こりやすい不安定な時期であるため、妊娠15週以前の健診時には毎回医師による内診・経腟超音波を行い、安全な妊娠経過維持に努めています。16週以降は、比較的体調が安定する時期です。そのため、内診による不必要な不快感や羞恥心を考慮し、医師による経腹超音波による外診を行います。もちろん、妊婦の状況に応じて内診の必要性を判断しています。診察には家族も同伴することが多く、医師と話しながら経腹超音波画像を見ることは、妊婦のみでなく、家族の児への愛着形成を促すきっかけになっていると考えています。その後、医師からの経過説明や保健指導を行い、妊婦が安心して健診を終えることができるようにしています（写真4）。

　妊娠16週以降で内診を必要とする場合は、医師に代わり、超音波検査技師が経腹超音波検査を行っています。児の様子を視覚的に把握することで、妊婦が安心感をもつことができるほか、母児の異常に対して早期に発見・対処につながっています（写真4）。

　37週以降は正期産に入るため、NST検査室でのNST検査（写真5）や超音波検査技師による経腹超音波、医師の内診・説明を合わせて母児の安全の確認を行います。

　医師の診療終了後は、必要に応じて処置室で次回の予約や案内を行います。

　また、分娩予約が済んでいる妊婦に対しては、前回の受診費用を待ち時間に清算

できるサービス（クイックサービス）が利用でき、医師の診療を終えた妊婦がそのまま帰宅できるシステムも導入しています。

4 記　録

外来における記録は、全て「産科外来診療録」に集約し、外来健診での流れが一目で把握できるようにしています。看護職は産科外来診療録への記録のほか、助産師外来と共有している「看護問診票・看護記録」（p.30、図5）を補助的に活用し、継続的な看護ケアにつながるように心掛けています。

5 医師による一般健診での看護職の役割

妊婦健診を受診される妊婦は、どの週数においても必ず予診室で看護職の問診を受けます。問診を担当する看護職は、それまでの経過や妊婦の状況から妊娠経過をアセスメントし、各時期に応じた保健指導や産前教室の受講確認・受講後のフォローを行います。そして医師の診療補助および妊娠期の不安の軽減やマイナートラブルへの適切な指導に努めています。

また近年は、社会背景が複雑な妊婦や外国人妊婦・家族が増えてきています。妊娠中から地域とのつながりができるような声掛けを行うとともに、状況に応じて個室を利用するなどして、安全な妊娠・出産に向けた継続的な個別的ケアを行うことも助産師の重要な役割になっています。

3 助産師外来の実際

導入に向けて

当院では、「満足いただける健診」「助産師の自律、医師の独自業務への集中」「外来待ち時間などのサービスの見直し」を主な目的として、1996年8月26日に助産師外来を開設しました。当時は、病院内の増改築計画時期と重なっており、その新たな場所の利用を検討する際、助産師外来が候補にあがったことが、開設の大きなきっかけとなりました。また、この増改築計画により、一般外来や受付・会計など他職種、他部署との連絡・調整が行いやすい環境となり、助産師外来導入の推進力となったと考えます。

1995年1月、助産師外来プロジェクト委員会を立ち上げ、外来・病棟などから選出された助産師・看護師5名が中心となって準備を行いました。一人ひとりが各自の役割を遂行することに加え、1カ月に1回程度全員で集まりました。この中で、

表13	助産師外来プロジェクト委員会で取り組んだ主な内容

①実情把握のための情報収集（すでに稼働している施設の見学）
②目的・目標や当院での方針の設定
③対象妊婦の基準設定
④妊婦健診の手順や内容検討
⑤超音波検査の院内勉強会開催
⑥妊婦へのPR方法の検討
⑦その他

後述するような内容を詰めていきました。委員会で話し合い、準備した主な事項は、表13の通りです。

実情把握のための情報収集については、すでに活躍中の助産師外来をもつ三宅医院（岡山）とセイントクリニック（福島）を見学させていただきました。配置や必要物品などのハード面や運営方法などにも多くの示唆をいただきました。これにより、紙面上での企画が一気に現実的なものとなりました。

次に、目的・目標や当院での方針の決定についてです。正常な分娩経過の妊婦については、助産師主導で管理・ケアを行っています。その中で、スタッフより、妊娠期から分娩期までの一貫・継続した妊産婦との関わりや保健指導を必要とする声があがりました。またこれは、妊婦がより多く助産師と顔を合わせる機会にもなり、信頼関係構築の一助になるとも考えました。よって、これらを助産師外来運営の主な目的としました。

対象妊婦の基準設定については、他院ですでに検討されているものや助産所でケアを受けている、正常またはローリスク妊産婦をイメージして作成しました（表14）。「合併症を持たず、既往歴に問題がない」「既往妊娠・分娩歴に問題がない」「初産婦では35歳未満、20歳以上である」など、当初は医師との話し合いでかなり厳しい条件で作成しましたが、実際に健診に当たる中で、正常との境界域にある妊婦や精神的・社会的なサポートが必要な妊婦への保健指導の必要性を考慮し、徐々に範囲が広がりました。

妊婦健診の手順や内容検討については、当院の健診内容を整理して明確化し、医師に相談しながら対象妊婦の基準を決めました。受診は、安定期といわれる妊娠中期から予定日までの期間とし、各期のスクリーニングの時期、初診（里帰り・紹介）、紹介状の必要な時期は、医師の健診を必ず受けてもらうようにしました。

助産師外来導入に向けて超音波検査の技術習得のために、超音波検査の院内勉強会を開催しました。当院では、1990年ごろから外来や病棟で看護師や助産師が超音波を利用して胎位・胎向や羊水量をチェックしてきました。よって、超音波の扱い

表 14　助産師外来の対象妊婦の基準

1. 合併症をもたず、既往症に問題がない
   ⇒心疾患・高血圧や他の循環器疾患・腎疾患・糖尿病や内分泌系疾患・子宮筋腫・卵巣嚢腫を除外

2. 既往異常分娩・分娩歴がない
   ⇒前回帝王切開、高度の胎児および新生児仮死（後遺症を残している場合など）、23 週以降の死産、
   頸管縫縮術の既往、妊娠高血圧症候群の既往など。ただし、医師の許可があれば受診可能

3. 今回の妊娠経過に異常がない。15 週〜 40 週未満
   ⇒妊娠高血圧症候群がない
   　　血圧 140 ／ 90mmHg 以上が 2 回以上連続する
   　　尿蛋白（＋）が 2 回以上連続する
   　　浮腫（＋）が 2 回以上連続する
   　　または、32 週以降の体重増加が 500g ／週以上で、潜在性の浮腫と考えられるとき
   　　以上のどれか 1 つでもある場合には、妊娠高血圧症候群と考える
   ※しかし、妊娠高血圧症候群の方ほど、保健指導は重要になってくる。そのため、重症者でなく、医
   　師の許可があれば、助産師外来でもよい。特に浮腫のみで他の症状がない方など
   ⇒切迫流産・早産がない
   　　腹緊・下腹部痛・出血の訴えがあった場合、必要時 NST 施行、医師診察へ
   ⇒高度の妊娠貧血がない
   　　また、その他の肝機能・腎機能など、異常な検査データが出た場合も、医師診察へ
   ⇒骨盤位でない（特に 34 週以降で）
   　　32 〜 34 週までは膝胸位（KCP）の指導などで経過観察するが、それ以降は医師診察へ
   ⇒破水および破水の疑いが考えられる時は、医師診察へ
   ⇒児心音に異常がない（CTG や超音波検査などにて）
   ⇒妊娠末期で子宮底が 35cm 以上
   ⇒その他：外陰部の掻痒感、タダレ、痛痒い、帯下の異常などの訴えがあれば、医師診察へ
   　　陣痛発来での来院・40 週以上は医師診察へ
   　　出血（＋）も医師診察へ（産徴以外と考えられる時）

4. 尿糖（＋）が連続 2 回以下である
   ⇒（＋）連続 2 回以上の場合、糖尿病の合併がない場合でも、妊娠糖尿病を疑う場合は、医師診察へ

5. 単胎妊娠である

6. その他：社会的・精神的に問題をかかえている妊婦
   ⇒羊水穿刺・トリプルマーカーのケースは医師診察へ

7. 外国人などコミュニケーションに問題のある妊婦

に対する不安や抵抗はありませんでしたが、超音波検査室専任の検査技師に依頼し、院内研修を重ねました。この院内資源の活用によって細やかな研修を行うことができ、プローブの当て方、きれいな画像の描出の仕方からアセスメントまで、さまざまなスキルを指導してもらうことができました。

　妊婦への PR は、妊娠各期の母親教室や乳房チェックといった集団指導で広報しました。また、ポスターの掲示、ホームページや指導媒体への掲載も行いましたが、一番効果的であったのは、外来看護師や医師からの勧めでした。

その他については、開設当初、外来スペースの一角を工夫して診察室としていましたが、院内の改装に伴い、独立したスペースと設備を整えました。診察室の環境はよくなったものの、カルテの移動や妊婦の誘導などにおいて新たな問題も出てきました。受付や事務部門、一般外来との協力や依頼において大いに検討を続けました。

これらの準備・経過のなかで、多くの資料を参考に検討をしましたが、実際に活躍中の施設を見学できたこと、院長はじめ医師の期待と後押しが大きかったこと、さらには、事務部門、設備部門との協力や相談がしやすかったことが大きな支えになりました。そして何よりも、実施していくなかで問題が起こったときに、その都度集まって解決策を検討するという方針で動いたことがよかったのではないかと考えています。

助産師外来の運営

1 システム

助産師外来は、月曜日〜土曜日の9：00〜12：30、14：00〜16：30、2名の助産師が2診制で行っています。1妊婦に対して30分を1枠とし、1日に最大24名を受け入れています。ただし、対象の状況やケアの必要性に応じて、2枠（60分）で対応するなどの工夫も行っています。

●適応・対象者

妊娠15〜40週未満で、医師の健診で妊娠経過や健康状態に医学的問題がないと診断され、助産師外来の受診を希望する妊婦が対象です（表14）。しかし、子宮筋腫合併妊娠や帝王切開既往などの医学的リスクを認めた妊婦でも、状況が安定している場合などは、医師の指示にて助産師外来での健診対象になり得ます。言い換えると、特別な既往や合併症を除けば、ほとんどの妊婦が助産師外来の利用が可能です。

●妊婦への周知方法

妊娠11〜14週ごろに、外来にて看護師・助産師が説明を行います。その他、母親学級でのインフォメーションや、院外広報誌でも特集を行っています。また、ホームページ上でも助産師外来のページを設け（写真6、7）、特色や対象などを記載しています。そして、外来待合室にその週の助産師外来を担当する助産師名も明示しています。これは、単に助産師外来担当者を一緒に掲示しているだけでなく、当院

第1章 助産師外来と超音波検査　小阪産病院の助産師外来

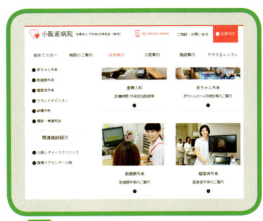

写真6　ホームページでの情報提供：診療案内

助産師外来

助産師外来って？　興味はあるけど、内容がよく分からない。普通の外来とどう違うのかな…？と思っている方も多いのではないでしょうか？当院の助産師外来の風景をのぞいてみてください。

妊娠中の気になることや、注意すること、また、ちょっとした出来事など、気軽に話せる雰囲気の中で、妊婦さんだけでなくご家族の方々も一緒に考え、感じることができる空間です。
担当は皆ベテランの助産師ですので、安心して診察においでいただけます。
助産師外来ではご家族の方と一緒に診察室にてエコーで赤ちゃんを見ることができます。
元気よく赤ちゃんが動いている姿や、あくびをしながら眠っている姿など、赤ちゃんがお腹の中でどう過ごしているのかご家族そろって見てみませんか？

当院の助産師外来について
- 完全予約制で待ち時間はありません（所要時間20〜30分）
- その日の妊婦健診は1人の助産師が担当します
- 内容は必要に応じて行います（37週以降・ご希望の方）
- 異常などあれば医師の診察へ廻ります
- 家族同伴（ご主人・お子様 etc）も OK です
- 赤ちゃんの超音波写真を差し上げています

こんな時は医師の診察を受けていただきます
- 超音波スクリーニング時
- レントゲン検査のある方
- 予定日を過ぎている方
- 早産傾向が認められる方
- 双子の方
- その他 "助産師が必要と認めた時"

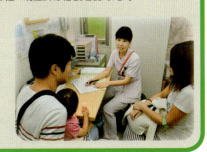

写真7　ホームページでの情報提供：助産師外来

の妊婦健診の基本姿勢を示すものにもなり得ていると考えています。

● 予約の取り方

　妊婦自身が助産師外来の健診を希望し、医師の許可が得られると、次回の助産師外来での妊婦健診を外来処置室内の予約コーナーで予約します。看護職またはメディカルクラークが、医師の指示をもとに妊婦と相談しながら次回の助産師外来の予約を行います。

● 担当者

　助産師外来の担当は、当院での助産師経験が3年目以上の助産師です。当院における3年目の助産師は、分娩介助件数200件以上で、分娩前教室などの集団指導を自立して実施でき、LDRでリーダーの役割を担えるレベルの助産師です。そして、助産師外来を担当する前に、当院所属の日本超音波医学会認定の超音波検査士により産科超音波の研修・指導を受けています。

2　部屋の構造

　助産師外来専用個室を2部屋設け、プライバシーを確保できるようにしています(写真8)。妊婦や家族がリラックスして健診に臨めることを第一に、壁紙・照明・リネン類などだけでなく、机やベッド・超音波断層装置などの配置にも工夫しています。

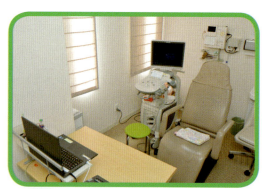

写真 8　助産師外来

●ベッド

触診・計測診・超音波診・内診・NST 検査時に使います。フットスイッチにより上下動が可能なものを採用しており、座位から仰臥位までの調整が可能です。

●CTG（cardiotocogram）

スペースの有効利用のため、ベッド脇に壁掛けタイプの機器を設置しています。

●超音波断層装置

比較的簡便に使用できるタイプで、かつ大きくないものを選んでいます。

●パソコン

机の上に設置しています。外来患者管理システムは、受付状況の把握や呼び出し表示、次回の検査や指導の予約ができ、業務の効率化には不可欠になっています。また、血圧・体重測定値の表示や尿検査・血液検査結果の把握、検査や薬剤処方のオーダー入力にも活用しています。

3 受診の流れ

●健診前の準備

妊婦健診を担当するに当たり、診察開始までの時間を利用して、その日の予約妊婦全員の診療録に目を通します。妊婦像を把握すると同時に、検査結果や保健指導のスケジュールを確認・準備します。助産師外来においても、妊婦の管理・ケア方針（p.27、表10）に準じ対応しています。また同様の内容を「マタニティカレンダー」（図9）として妊婦にも配布し、事前に情報を提示しています。一方、診療録に目を通して、医師による診察や説明、情報提供が必要であると判断した場合には、その旨を来院した妊婦に伝え、一般健診に変更することもあります。

●健診の開始・妊婦入室

助産師外来の受診前には、体重・血圧測定と尿検査と適宜血液検査を終えるよう妊婦に案内しています。待合ロビーにて待機してもらい、呼び出し画面にて受付番号で呼び出しています。

助産師外来入室後は、まず必ずフルネームで妊婦氏名を確認し、私たち助産師外来担当者も自己紹介をします。

様

ご妊娠おめでとうございます。あなたの分娩予定日は 2017 年 9 月 27 日です。
可愛い元気な赤ちゃんを無事出産されますことを職員一同、心よりお祈り申し上げます。
検査やクラスなどは予約が必要です。時期に応じてご予約ください。

週／日	0 1 2 3 4 5 6	
	2016 年 12 月	
0W	22 23 24 25 26 27 28	
1W	29 30 31 1 2 3 4	
	2017 年 1 月	
2W	5 6 7 8 9 10 11	
3W	12 13 14 15 16 17 18	
4W	19 20 21 22 23 24 25	
5W	26 27 28 29 30 31 1	
	2017 年 2 月	
6W	2 3 4 5 6 7 8	
7W	9 10 11 12 13 14 15	
8W	16 17 18 19 20 21 22	●初期超音波スクリーニング予約（検査は 11〜13 週）
9W	23 24 25 26 27 28 1	
	2017 年 3 月	
10W	2 3 4 5 6 7 8	
11W	9 10 11 12 13 14 15	初期血液検査（11〜13 週頃）
12W	16 17 18 19 20 21 22	★前期マザークラス予約（受講は 20 週以降）
13W	23 24 25 26 27 28 29	
14W	30 31 1 2 3 4 5	●中期Ⅰ超音波スクリーニング予約（検査は 18〜21 週）
	2017 年 4 月	
15W	6 7 8 9 10 11 12	●助産師外来受診可能【医師の許可必要】（15〜39 週 6 日まで）
16W	13 14 15 16 17 18 19	★「妊娠中のおっぱい教室」予約（16 週以降）
17W	20 21 22 23 24 25 26	★マタニティビクス予約【ご希望の方、医師の許可必要】（16 週以降）
18W	27 28 29 30 1 2 3	★マタニティヨガ予約【ご希望の方、医師の許可必要】（16 週以降）
	2017 年 5 月	
19W	4 5 6 7 8 9 10	
20W	11 12 13 14 15 16 17	★ソフロロジー教室予約【ご希望の方】（20 週以降）
21W	18 19 20 21 22 23 24	● 4D 超音波【ご希望の方】（中期Ⅰ超音波が終わっている方で 30 週まで）
22W	25 26 27 28 29 30 31	
23W	1 2 3 4 5 6 7	●中期Ⅱ超音波スクリーニング予約（検査は 26〜29 週）
	2017 年 6 月	
24W	8 9 10 11 12 13 14	
25W	15 16 17 18 19 20 21	
26W	22 23 24 25 26 27 28	★後期マザークラス、両親学級のどちらかを予約（受講は 30〜34 週頃）
27W	29 30 1 2 3 4 5	中期血液検査（26〜29 週頃）
	2017 年 7 月	
28W	6 7 8 9 10 11 12	
29W	13 14 15 16 17 18 19	
30W	20 21 22 23 24 25 26	★「妊娠中の育児教室」予約（32 週以降）
31W	27 28 29 30 31 1 2	★「妊娠中の沐浴教室」予約（32 週以降）
	2017 年 8 月	
32W	3 4 5 6 7 8 9	●後期超音波スクリーニング予約（検査は 34〜36 週）
33W	10 11 12 13 14 15 16	
34W	17 18 19 20 21 22 23	
35W	24 25 26 27 28 29 30	後期血液検査（36 週頃）
36W	31 1 2 3 4 5 6	
	2017 年 9 月	
37W	7 8 9 10 11 12 13	
38W	14 15 16 17 18 19 20	
39W	21 22 23 24 25 26 27	
40W	28 29 30 1 2 3 4	あなたの予定日です
	2017 年 10 月	
41W	5 6 7 8 9 10 11	
42W	12 13 14 15 16 17 18	

図 9 マタニティカレンダー（使用例）

写真 **9** 問診

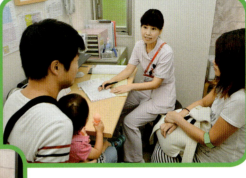

写真 **10** 超音波診

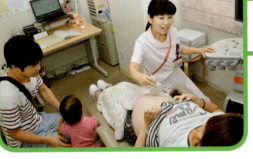

● **問　診**（写真9）

　椅子にかけてもらい、斜めに向き合う形で問診を始めます。体重や血圧の測定値・変化を妊婦と共有しながら、体調の確認、異常所見の有無や胎動確認に加え、前回の受診後、何か変わったことはないか、気になることはないか、質問や相談はないかなどを問い掛けることから始めます。この問診により、医師による診察が必須でないと判断できる場合、またはその判断を行うために以降の診察が必要な場合、次に進みます。

● **視診・触診・計測診**

　ベッドに移動してもらい、視診・触診・計測診を行います。母体腹部の観察では、子宮底の位置、胎児の胎位・胎向・大きさ、羊水量などに加え、皮膚の状態やスキンケアについての情報収集をします。また、腹囲・子宮底長の計測や、四肢の浮腫の観察も行います。

● **超音波診**（写真10）

　その後、超音波断層装置を使って胎児や胎盤、羊水量などを観察し、それを妊婦や家族に説明します。画像に慣れない妊婦や家族にも、心臓の四腔断面や拍動、性

器・顔などはイメージしやすいようで会話が弾みます。

　当院では、超音波検査士による詳細なスクリーニングを妊娠中4回実施しています。この専任者による精密で信頼できるスクリーニングのサポートによって、私たちは超音波診の機会を、妊婦や家族中心のケアの機会とすることができます。

　胎児の映像を見ながら、超音波検査室での結果を再確認したり、さらに噛み砕いて説明するなかで、生まれてくる子どもが「ここにいる」ことを実感できる機会となればと考えます。そして、それが「親となる」プロセスを刺激し、意識や情緒、準備性、セルフケア行動などへの高まりにつながればと考えています。そのためにも、映像を見せるだけでなく、会話のなかで反応を見ながら、胎児について率直に語ってもらうことも意識しています。そして、これをきっかけにして、生まれてくる子どもを想像したり、生まれてくる子どものことが家族の会話に登場することが自然と増えることで、子どもを迎える親や家族としての準備が進めばと期待しています。

●聴診・CTG（NST）検査

　胎児心音をドプラ胎児心音計にて聴取しますが、妊娠37週以降の妊婦はNST検査も定例に行います。これは胎児のwell-being徴候を確認し、医療・ケアの質を保つための検査です。また、著明な下腹部緊満、胎動自覚が鈍いなど、胎児心音の聴取が必要であると考えられる場合にも当然行います。

●内　診

　助産師外来では、基本的に内診は行っていません。ただし、正期産の妊婦より希望があった場合や、助産師が必要であると判断した場合には助産師外来でも内診を行います。正常経過からの逸脱が考えられる場合には、医師に内診を依頼します。

●結果説明

　観察・診察を進めながらその都度所見を説明していますが、最後に母子健康手帳記載事項を確認しながら、統括的に結果を判断して説明します。「特に心配する所見は、現時点では見られません」と明確に伝えることは、やはりどんな指導より妊婦や家族へのサポートとなるようです。この言葉を、自信をもって妊婦や家族に伝えることは、私たちにとってはとても勇気のいることですが、それだけの責任がかかっているということを常に意識していなければならないと考えます。

●対応・処方

助産師外来での妊婦健診も、医師による一般健診と同じ管理方針で行っています。診察や検査結果による指導や対処方針も同様です。処方や検査に関しては、必ず医師に相談し、医師の指示のもとに行います。

また、妊婦から医学的な相談や質問があったり、医師からの説明が必要であると判断した場合には、医師に相談し、診察依頼を行います。同じフロアにいつでも相談できる医師がいることは、私たちの大きな支えであり、助産師外来での診察を安心して進められることにつながっています。

●ケア・指導

まず、その時期に定例としている基本となる指導や説明を行います（p.27、表10）。各種の指導や検査についての情報提供などが主です。そして、妊婦からの質問や相談に対して、最終判断結果をもとに対応します。質問の多くが、健康生活へのアドバイスや具体策、出産や育児についてです。また、看護問診票・看護記録（p.30、図5）に記載しているような一般的指導必要項目に言及し、これをきっかけに会話が展開することもあります。

「何が心配なのか分からない」「何を話せばよいのか分からない」といった妊婦にも、何か糸口を見つけ、不安など感情の表出の機会となればと思っています。中には、「なんとなく不安」「がんばっていけるのか」「子どもをかわいく思えない自分が嫌」などの複雑な表出もあります。

私たちは、目の前の妊婦に何ができるかを客観的に見つめ、単なる情報提供だけではない、役に立てる何かを提供したいと思っています。そして、それを妊婦や家族と一緒に考えることが、ケアの一歩だと考えています。

●次回の確認・予約・終了

これらの内容全てが終了すると、今後のスケジュール確認をします。次回来院についての説明や、その際のスケジュールを確認します。助産師外来を利用した次の健診は、医師による一般外来での健診や超音波スクリーニング検査、助産師外来の再診と、妊婦によってさまざまです。妊婦の管理・ケア方針（p.27、表10）に基づき、対象妊婦の次回予定を確認し伝えます。次回が医師による一般健診の場合は妊婦自身で予約しますが、超音波スクリーニング検査や助産師外来の場合は、助産師外来にて次回予約を行います。

4 記　録

　当院は職種によって診療録を区別することなく、全ての職種で同一のものを共有しています。ただし、助産師外来担当の妊婦健診内容については、青色ボールペンで記入し、医師による一般健診での記録と区別できるようにしています。そして、この診療録に書き切れない情報や指導などについては、看護問診票・看護記録 (p.30、図5) に加えて記載しています。

　この方法については課題もありますが、診療録上において、医師などの他職種、外来看護スタッフ、助産師外来担当者などと情報を共有し、対応や指導に一貫性をもたせる努力を行っています。

5 医師による一般健診との違い

　医師による一般健診との流れの違いを 図8 (p.37) に示しました。大きな違いは、一般健診の場合、診察が場面ごとに断片的になりますが、助産師外来の場合は、1つの部屋で1人の助産師が統合的に診察し、対応することです。一般健診では、妊婦は部屋を移動しながら、その場面を担当する医師や看護職とその都度対面し、必要なやり取りを重ねることになります。機能別といえるものであり、場面と場面の間には多少の待ち時間も発生します。一方、助産師外来の場合は、受け持ち制・対象中心で関われるため、30分という制限の中ですが、健診結果の説明や、これに応じた情報提供・指導、会話の中で出てくるさまざまな質問への対応なども含め、効果的に行うことができます。

4 助産師の役割

　産科単科である当院は、ローリスクの妊産婦を対象としています。そのため、妊娠期から分娩期、産褥期の妊産婦管理は助産師が主体となって行っています。昨今、院内助産制度が話題となっていますが、当院はもとより助産師主体でのケアを実施しており、特別院内助産を掲げていなくとも、助産師の力を十分発揮できる臨床現場です。また、「患者様満足」を病院理念に掲げていることもあり、妊婦や家族に寄り添ったケアを心掛けているのも特徴です。

　このようななかで、助産師の役割として特に意識している点は以下の通りです。

責務と専門性

　妊産婦管理を任されている助産師にとって、まず優先すべき責務は、対象妊婦に

安全を提供することです。当院は、ローリスクの妊産婦を対象としていますが、時にはリスクが高くなることや異常に転ずることもあります。そのため、われわれ助産師は常に、妊婦が正常経過をたどっているか、異常に転ずる可能性があるかどうか、助産師で対応すべきか、医師へ報告が必要かの判断を行っています。

特に、助産師外来は、助産師が始めから終わりまで一人で対応するため、その担当助産師の対応やケアがその妊婦にとっては全てです。もちろん、報告・相談できる体制は整備していますが、報告・相談が必要かどうかの判断は助産師個人で行わなければなりません。そのため、助産師には高い能力が求められます。

また、安全の提供のみでなく、妊婦がマイナートラブルや刻一刻と変化する身体・精神・社会的な状況にうまく対応できるように、セルフケアを高めるためのケアも助産師の役割です。妊婦の身体のみでなく、生活やこれまで歩んできた軌跡など、対象妊婦を理解したうえでケアできるのも助産師ならではだと考えます。

このように助産師は、その責務や専門性を理解し、対象妊婦が妊娠・分娩・産褥期／育児期をよりよく過ごせるように、先を見通したケアの提供が求められます。

妊婦・家族のニーズへの対応

助産師にとって重要なことは、前述した責務と専門性を発揮するのみではありません。妊婦・家族のニーズを理解し、それを踏まえてケアしなければなりません。特に当院は、「患者様満足」を病院理念の第1に掲げており、妊婦・家族からのニーズに対応するのみでなく、満足していただけるサービスを心掛けています。

そのためには、快適性はもちろんのこと、妊婦・家族が主体となれるような関わりが必要です。妊婦・家族の思いや価値観を理解し、一緒にいる、話を聞く、寄り添うという共感的な姿勢で関わり、妊婦・家族の安心感・満足感の向上のために日々模索し、ケアに当たっています。

継続看護とチーム医療

●個別性への対応と継続受け持ち看護制度

集団指導や健診時の指導などだけでは、全ての妊産婦の期待を充足することはできません。そのため、助産師外来の診療開始前に対象の診療録を熟読し、対象の妊婦のニーズや状況をアセスメントし、その妊婦に適したケアを充実させることを重視しています。そのため、外国人妊婦など日本語でのコミュニケーションが難しい場合や文化・風習の異なる妊婦、社会的背景が複雑な妊婦など、その対象妊婦の状況に応じて2枠（60分）を使って実施するなどの工夫を行い、きめ細やかなケアが

できるよう意識しています。

　当院はローリスク妊産婦を対象としていますが、身体的・精神的・社会的なリスクを抱える妊産婦も受診されます。また、顕在化したリスクはないものの、助産師・看護師にとって"何か気になる"妊婦も少なくありません。この助産師・看護師の"何か気になる"という第六感というものは、潜在化した問題を明文化して伝えることができないだけで、対象妊婦の問題や課題を捉えていることが多いように感じます。このようなリスクを抱える妊婦は、助産師が"何か気になる"と捉える妊婦の一部で、継続受け持ち看護制度を導入しています。個別対応を継続しつつ、妊婦の情報をチーム全体で共有することを意識しています。

●チーム医療

　より質の高い医療・ケアを提供するために、チーム医療を意識しています。これは、院内のみでなく、院外の組織との連携も含めています。

・院内連携

　院内での連携としては、さまざまな専門職種に相談することができ、お互いに支援し合えるシステムがあります。対象妊婦に異常が示唆される場合や判断に困る場合には、医師や臨床検査技師、日本超音波医学会認定の超音波検査士、栄養士などの専門職種に適宜相談し対応しています。また、医師・看護職・栄養士・薬剤師・臨床検査技師・事務など多職種が参加する症例検討会を月2回開催しているほか、医局でのミーティングを週1回開催しています。看護内では、部署ごとや部署合同でのケース検討会も適宜開催しています。このような会で検討・決定した内容に関しては、全て診療録や看護記録に記載し、各部署において情報共有するシステムになっています。このように当院では、一人ひとりのさまざまな資格・専門性を活かしつつ、報告・連絡・相談を密にし、対象妊婦にとってよりよい対応を検討するためのシステムがあり、このシステムをよりよく機能させるため日々奮闘しています。

・産後ケアセンター小阪との連携

　さらに、2015年7月には、同法人内に産後ケアセンター小阪を開院しました。産褥退院後に支援を求めている産婦はたくさんおられ、育児技術の習得のみでなく、育児の不安を解消し、自分自身で児を養育する力を得るために、助産師によるきめ細やかな支援が求められています。当院通院中の妊婦全員に産後ケアセンターのインフォメーションや産前教室での見学を行っていますが、産後の支援を要することが予測される妊婦には、特に推奨しています。当院と産後ケアセンターは密に連携しており、妊娠中や産後入院中に産後ケアセンターに関する詳細な説明や見学を行

うなど、気兼ねなくいつでも来院できるように努めています。

• 地域との連携

その他、院内のみでなく、院外の組織である産後ケアセンターや地域の保健福祉機関との連携にも努めています。特に、当院所在地域を管轄している保健所・保健センターとは、ケースを通じての連携のみでなく、2012年より年2回母子支援ネットワーク連絡会議を開催しています。直接顔を合わせて情報共有や検討を行うことによって、相互理解が深まり、より連携が密になりました。当院は保健福祉の専門家である医療ソーシャルワーカーなどは在職していないため、このような地域の施設や機関との連携も全て助産師・看護師が行っています。そのため、看護職には保健福祉に関する知識・情報を得ることはもちろん、アセスメント能力や連携をより機能的に行うための能力も求められています。簡単なことではありませんが、保健センターや児童相談所などからのアドバイスや連携の経験によって医療ソーシャルワーカーと同等の質の保証を意識しています。

母子やその家族が、より安全・安楽で満足な妊娠・分娩・産褥期を過ごせるよう支援するためには、病院の内外を意識したチーム医療は必須であり、今後も意識して精進していきたいと考えます。

助産師外来の評価

1 利用者からの反響

当院では、出産された入院患者全員に利用者満足度調査を目的としたアンケート調査を実施しています。その結果、助産師外来は、利用者から好評をいただいていることが分かります（表15）。利用者からは、「話しやすく、相談しやすかった」「小さなことでも聞けたので安心できた」「出産によいイメージを持って臨めるようになった」「待ち時間がなくよかった」「医師の診察より満足できた」「細かいことは助産師の方が聞きやすい」「アットホームな感じでリラックスして過ごせた」などに加え、「混むので申し込み枠を増やして欲しい」「予約がほとんどとれなかった」というような声もいただいています。また中には、「担当の助産師によって差がある」「助産師を選びたい」という指摘もあります。助産師外来を担当する助産師の経験やスキルはさまざまであり、利用者のニーズを把握し、そのニーズに応える能力に差が生じているのは言うまでもありません。一定の評価を受けてはいますが、これに甘んじず、今後の努力を続けたいと思っています。

表15 産後の入院患者アンケートから（n＝1,054）

アンケート内容	助産師外来			
	満足	やや満足	やや不満	不満
話をよく聞いてくれましたか	89.9%	8.8%	1.1%	0.2%
言葉遣い・態度は	87.3%	11.5%	0.8%	0.4%
説明はよく分かりましたか	86.4%	11.7%	1.8%	0.1%

（小阪産病院，2015年）

2 個別性への対応

　個別性の高いケア・対応ができるようになったことも、助産師外来の意義だと考えています。当院は地域に根ざした産科単科病院で、利用者の多くがローリスク妊産婦です。異常の予防・健康増進など、日常的な生活環境の中で、その対象特有の体験に寄り添うケア・対応が重要になります。たった30分でも個別に向き合うことで、妊産婦の飾らない声が聞こえ、表情を見てとれ、さまざまな体験を知ることができます。また、時間をかけてケアするべきと思われる妊婦には、2枠〈60分〉を使うなど、妊婦個々の状況に応じて必要なケアやそれに要する時間を考え、よりその妊婦の体験に沿ったケアを展開することが可能になりました。

3 助産師のやりがい、キャリアアップ

　助産師外来を担当するようになって助産師としての責務・専門性をさらに意識するようになりました。正常からの逸脱を見逃さないことへの責任と助産師の判断に任される緊張を感じながら、助産師外来を選択してもらえるような独自性・付加価値を探し続けています。また、助産師外来を責任もって担えるよう、当院所属の日本超音波学会認定の超音波検査士による産科超音波の研修・指導体制や、助産師外来を自律して担えるよう指導・サポートする体制、困った時にはいつでも相談できる体制も整えています。助産師として高い知識とスキルを求められますが、その分、助産師としてのやりがいにもつながっています。対象妊婦に寄り添いながら専門家としての冷静さを保つということは、簡単ではありません。しかし、何かしら私たちにできることがあるはずだと考え、それを模索する毎日です。

　そして、これらのやりがいは、助産師がキャリアを継続することにも貢献しています。キャリア継続を望んでいても、育児などで通常シフトにつけない助産師もいます。助産師外来の存在は、そういう人材に役割を提供することを可能にしています。これは、組織としての人材活用にも貢献していると考えています。

今後の課題

1 担当助産師の選択、易利用性

　利用者からは「助産師を選びたい」という意見がありますが、現実的には妊婦が担当助産師を選択することは難しい現状があります。助産師外来担当者は、1カ月の勤務シフトの中で決められており、夜勤や指導担当と同様に毎月変わります。医師のように曜日ごとのローテーションではないため、利用者の便宜上問題もあると考えます。また、4週間後の定期健診の予約についても、助産師の勤務シフトが決定していないこともあり、担当者を選択するどころか名前すら知らされずに、妊婦は当日を迎えることになります。もちろん、指名希望があった場合は可能なかぎり応対しています。しかし、これは今までも幾度となく問題となってきた点であり、ほかの担当業務との関連もあるため解決は困難を極めています。

2 提供するケアの質の保証

　助産師外来はルーチンな業務として定着していますが、その一方で、さらなる質の向上を目指すことへ消極的になる可能性ももっています。担当者の助産経験年数や能力はさまざまであり、利用者から指摘があったように、担当者によって提供するケアに差が生じているのは事実です。また、利用者である妊婦やその家族の期待度は高まる一方で、それに応えるためにも、継続的な取り組みが必要となります。超音波検査のスキル向上を含めたスクリーニング能力、専門家として対象に寄り添う能力、その中でよりよい方向性を冷静に判断する能力など、私たちは常に前を向き、一歩一歩着実に進み続けることが責務だと考えています。

　これらを解決することは容易ではありません。また解決できたとしても、さらなる課題が出てきます。理想論にとらわれることなく、現実的に誠実に、病院全体がチームとして一丸となり、できることを続けていきたいと考えます。

おわりに

　次々に新開発される超音波などの医療器械、化学物質による汚染、多様化したサプリメントなど、現代社会の変革・変化により、妊産婦を取り巻く環境も変化してきています。過剰にあふれた情報が、妊産婦に不安や疑問を生じさせることもありがちです。また、妊婦の意識も変わってきており、質問や要望は実に多様化しています。それゆえ、助産師は常にさまざまな知識を補っていく必要があります。そし

て、助産師に対する期待に応え、受診者のニーズを受け止めるためのサポート体制を確立していかなければなりません。

　これからも常に現状に満足することなく、健全で幸福な妊娠生活をサポートできる、信頼される助産師外来を目指していきたいと考えます。

▶ 引用・参考文献

1）金英仙, 田中弘子, 三田村七福子, 芳中シゲ子, 竹村秀雄. 看護ケース検討会における担当者の変容と課題. 大阪母性衛生学会雑誌. 46(1), 2010, 52-5.

2）大矢恵理子, 三田村七福子, 芳中シゲ子, 竹村秀雄. 死産を体験し、その後妊娠・出産に至った女性への寄り添いと傾聴. 大阪母性衛生学会雑誌. 47(1), 2011, 83-6.

3）三田村七福子. 看護ケース検討会の発足と定着　カンファレンス文化ゼロからの挑戦. 助産雑誌. 65(9), 2011, 766-71.

4）三田村七福子. "家族のつながりを支える看護者の姿勢". 家族看護選書. 第6巻. 東京, 日本看護協会出版会, 2012, 17-26.

5）金英仙, 三田村七福子, 芳中シゲ子, 竹村秀雄. 飛び込み出産となった未成年妊産婦のケース報告. 大阪母性衛生学会雑誌. 49(1), 2013, 113-6.

6）金英仙. 外来通院している切迫早産妊婦の腹部症状予防のための対処行動を促す看護援助. 日本母性看護学会誌. 14(1), 2014, 81-4.

7）下條沙矢香, 山本鈴子, 久米邦子, 竹村秀雄. 当院における院内助産システムの現状と課題：先行他施設の問題点から振り返る. 大阪母性衛生学会雑誌. 50(1), 2014, 35-40.

8）金英仙, 西三智子, 竹村秀雄. 当院における保健連携担当者の役割と東大阪母子支援ネットワーク連絡会議の発足. 大阪母性衛生学会雑誌. 50(1), 2014, 81-4.

9）金英仙, 三田村七福子. 統合失調症合併褥婦へのケアを通した母性看護専門看護師2名の役割と協働. 日本母性看護学会誌. 14(1), 2014, 81-4.

第**2**章

超音波検査の実際

超音波断層装置の基礎知識

1 超音波とは

　物体が振動すると、周りの圧力に変化が生じ、波動となって振動が伝搬していきます。そして、この振動が空気中を伝わって鼓膜を振動させることにより、私たちは「音」を感覚として感じています。

　音の高低は、1秒当たりの振動数（周波数）で表され、Hz（ヘルツ）という単位が用いられます。また、音は伝搬する媒質が空気（気体）、液体、固体であっても同様に伝わっていきます。人間の聞こえる音の範囲は、20kHz（1秒間に2万回の振動）までで、耳に聞こえないさらに高周波数の音を「超音波」といいます。分娩監視装置に用いられているドプラ胎児心音計には1MHz（1メガヘルツ＝100万Hz）、超音波断層装置には3～7.5MHz程度の周波数が用いられています。

超音波の性質

　高い周波数の音波には、次のような性質があります。
1. 媒質中を、広がらずに直進する（図1）。
2. 異なる媒質の境界面で反射・屈曲・散乱する。
3. 収束、発散する。

　また、音波は水中や生体内では音速1,520m／秒と伝搬しやすいですが、空気中では音速344m／秒と、水中や生体内に比べて伝搬しにくいです。

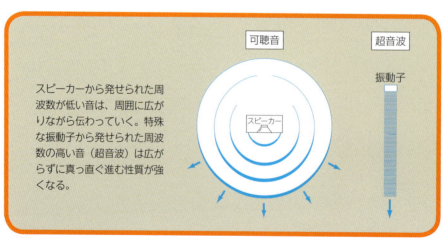

図1　周波数と音の広がり[1]

周波数による違い

超音波断層装置のプローブにはいろいろな周波数のものがあり、周波数の高低により相反する特徴があります（表1）。表2は経腹超音波と経腟超音波の特徴です。

2 超音波断層法の原理

超音波を人間の体表面から内部に発射すると、人体組織を伝搬していきながら、組織と組織の境界面、臓器と臓器の境界面、あるいは1つの組織でも構造を異にした部分など、音響的な性質の違う部分で入射超音波の一部が反射されます。

超音波断層法とは、生体内における反射超音波の発生する時間とその強度を測定することにより、生体内の音響的組織分布が断層像として得られるので、解剖学的な正常構造や機能と照らし合わせて異常の有無を判定し、診断する方法です（図2）。

表1 周波数による違い

プローブ周波数	分解能	透過力
高い（例えば7.5MHz）	細かい	弱い
低い（例えば3.5MHz）	粗い	強い

＊分解能とは、近接する2点を、別々の2点として識別できる能力のこと

表2 経腹超音波と経腟超音波の長所と短所

	経腹超音波 （3.5～5MHz）	経腟超音波 （5～9MHz）
解像度（分解能）	やや劣る	良好
走査深度	深い	浅い
走査範囲	広い	限られる
膀胱充満	必要	不要
子宮頸部・付属器	見にくい	見やすい
肥満	見にくい	影響なし

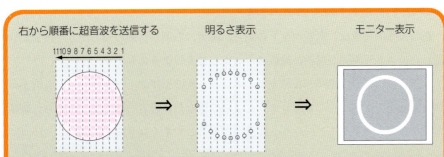

超音波の端の1から順に、超音波パルスの送信と受信を繰り返し、反射してきた超音波の強さと時間（距離）に応じて対応する点を画面上で光らせます（brightness mode：Bモード）。超音波パルスの送受信を、一端から他端まで行うと、1枚の断層像が得られます。通常は、これらを毎秒10回以上繰り返し、リアルタイムに動画像を得ることができます。

図2 超音波断層法の原理

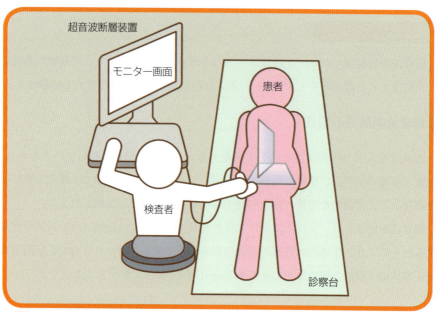

図 3 装置の位置と検査者の位置

3 超音波断層装置の使い方

　超音波断層装置は年々改良され、画像はますます鮮明になり、理解しやすくなっています。リアルタイムに動画像が得られるものが現在の主流であり、メーカーによって機能や各部の名称は異なるものの、基本的な操作にはほとんど違いはありません。

装置の設置場所と検査者の位置

　超音波断層装置は、患者ベッドの側方、患者の右肩から胸の横あたりの位置に設置し、モニター画面が患者、検査者双方から見えるようにします（図3）。
　検査者は、患者の腰部の右側方で、モニター画面を患者と一緒に見ながら向かい合って話ができるようにしましょう。この位置なら、患者の横断面を下から、縦断面像を右方から見ることになり、断層像が理解しやすくなります。

装置の基本構成と使い方

　超音波断層装置にはさまざまな機種がありますが、リアルタイムに動画像の得られる装置が現在の主流です。システムの基本構成は、①プローブ、②本体、③モニター画面、④ハードコピー（プリンター）、の各部から成り立っています。

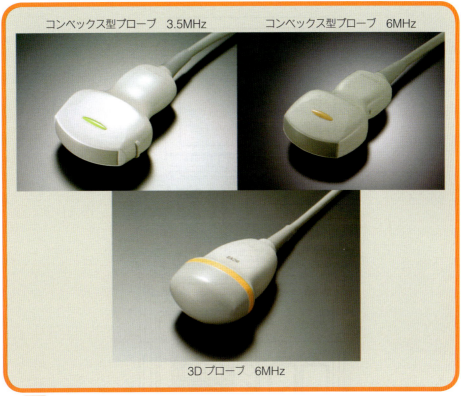

写真 1 プローブ (株式会社東芝メディカルシステムズ Aplio300)

●プローブ

超音波を出したり、反射信号を受け取ったりするところです**(写真1)**。経腹検査においてはほとんどコンベックス電子スキャンが使用されています。詳しい使い方は、p.90、p.94 を参照してください。

●本　体

本体の操作パネルには、一見すると多くのスイッチやつまみが並んでいますが、実際にルーチンに使うものは、その中の一部です**(図4・5、写真2)**。

電源、プローブの選択、プリセットの選択、ゲインの調整（適正な明るさに調整）、フォーカス（焦点位置の調整）、画像の拡大・縮小、画面の分割、フリーズ（静止）、ボディマーク、トラックボール、キャリパー（計測機能）、プリンタースイッチ（記録）、入力用キーボード、くらいを把握しておけば、ルーチンでの使用にほとんど差し支えはありません。

なお、最近の機械はコンピュータが組み込まれていることもあって、電源を入れ

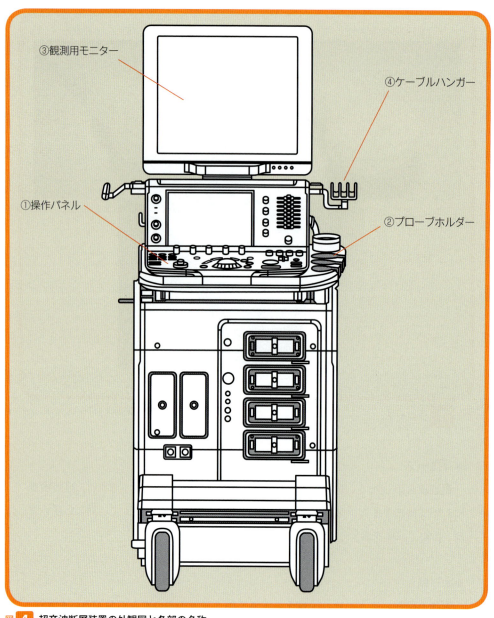

図 4　超音波断層装置の外観図と各部の名称

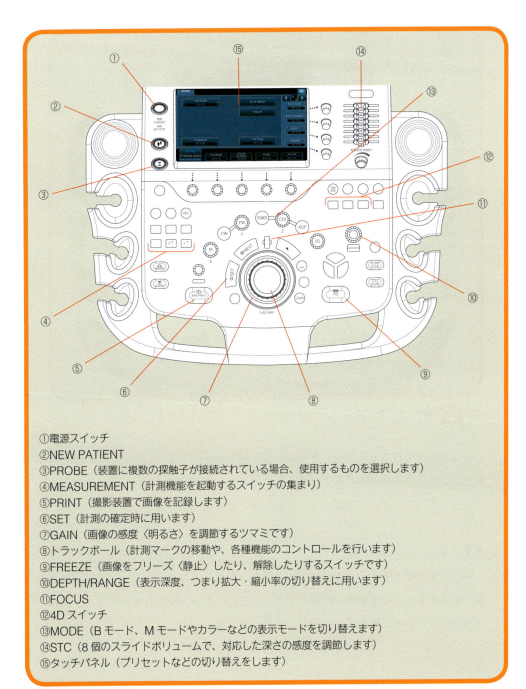

①電源スイッチ
②NEW PATIENT
③PROBE（装置に複数の探触子が接続されている場合、使用するものを選択します）
④MEASUREMENT（計測機能を起動するスイッチの集まり）
⑤PRINT（撮影装置で画像を記録します）
⑥SET（計測の確定時に用います）
⑦GAIN（画像の感度〈明るさ〉を調節するツマミです）
⑧トラックボール（計測マークの移動や、各種機能のコントロールを行います）
⑨FREEZE（画像をフリーズ〈静止〉したり、解除したりするスイッチです）
⑩DEPTH/RANGE（表示深度、つまり拡大・縮小率の切り替えに用います）
⑪FOCUS
⑫4Dスイッチ
⑬MODE（Bモード、Mモードやカラーなどの表示モードを切り替えます）
⑭STC（8個のスライドボリュームで、対応した深さの感度を調節します）
⑮タッチパネル（プリセットなどの切り替えをします）

図5 操作パネルの一例

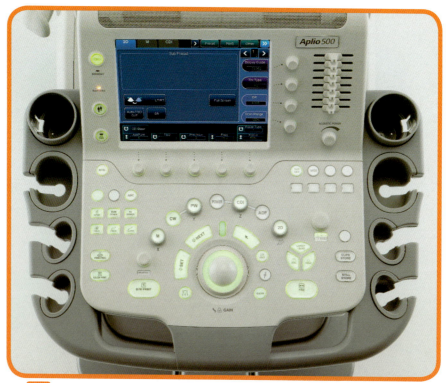

写真 2　操作パネルの一例　　　　　　　　　　　　　　　（株式会社東芝メディカルシステムズ）

てから検査ができるようになるまでに、少し時間がかかります。電源は少し早めに入れておき、診察時間中に切る必要はありません。電源を切る時には本体の電源スイッチで行い、いきなり電源コードを抜かないようにしてください。

●モニター

　画像を映し出すところです。ブライトネス（輝度）とコントラスト（濃淡）の調整つまみがあり、設置場所（部屋の明るさなど）によって調整しておきます。機械の移動がなければ、患者ごとに調整の必要はありません。

●ハードコピー（プリンター）

　モニターの画像を記録するものです。最近ではフィルムコストの安い感熱紙を利用したビデオプリンターがよく使用されています。全体的に黒っぽかったり、白っぽかったりせず、白から黒まで豊かな階調性を持ったハードコピーになるように、本体のゲインとプリンターで調節します。

用語の説明

●拡大／縮小とズーム

観察の対象に合わせて画面の拡大や縮小を行い、画面全体を有効に活用するものです（図6）。画面に表示される深さを浅く変化させることにより拡大されるので、depthと表示されています。その他に、画面の一部だけを拡大させる部分拡大機能（ズーム）があります。

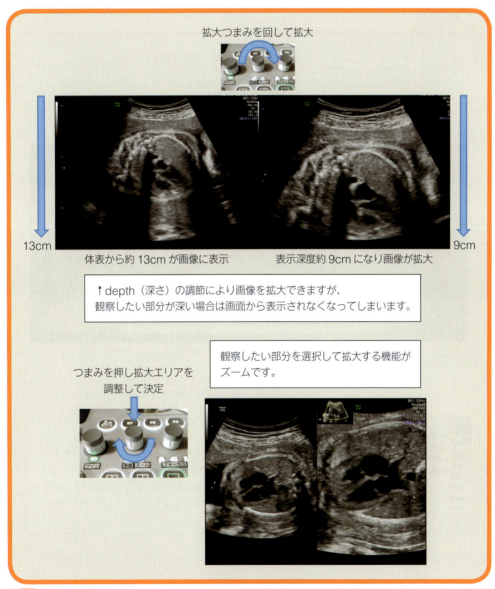

図6 拡大／縮小とズーム

● ゲインの調節

　ゲインとは、モニター上に現れる断層像の明るさのことです。断層像全体が明る過ぎたり暗過ぎたりすると、組織間の濃淡の差を描出できず正しい判断ができません。超音波断層装置本体のコントロールパネル上には、このゲインを変えられるつまみが２種類あります。画面全体の明るさを一括して変化させるものと、断層像の深さごとに明るさを調整するものです。深さごとのゲインは、すべてのレバーを中央に置いておき必要な場合のみ操作すれば良いのですが、全体のゲインは被検者ごとにこまめに調整し、常に適正な明るさの断層像を映し出せるようにします（図7）。

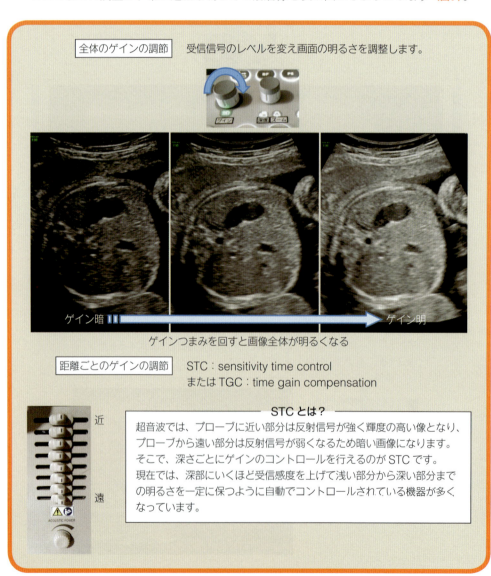

図 7 ゲインの調節

● フォーカス

　フォーカスとは、写真でいうところのピントです。観察したい部分の深さにフォーカスを合わせることにより、ピントの合った断層像が得られます (図8)。フォーカスの深さは1つだけでなく2つ、4つと、多段階に設定できる装置が多くなっています。この多段フォーカスを使うことによって、画面全体でピントが合ったような明瞭な画像を得ることができますが、1秒ごとに得られる断層像の枚数（フレームレート）が少なくなるため、早い動きのあるものを観察するのには不適当です。

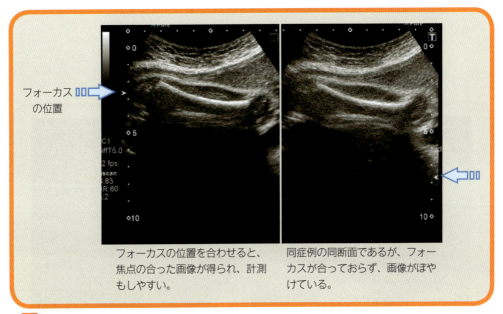

フォーカスの位置を合わせると、焦点の合った画像が得られ、計測もしやすい。

同症例の同断面であるが、フォーカスが合っておらず、画像がぼやけている。

図8　フォーカスの位置

● アーチファクト

　アーチファクトとは、超音波の性質により、生体内には本来存在しないはずのエコー（虚像）が描出されることの総称です。アーチファクトを生じる原因は、大別して、①屈折によるもの、②反射によるもの、③減衰によるもの、④増強によるもの、⑤サイドローブによるもの、⑥多重反射、の6つがあります。

　多重反射とは、腹壁内部での強い反射によりプローブに戻った超音波が、プローブ表面で消滅せずに、反射されて再び生体内に戻っていくことによって生じます。これが腹壁の各層で起こると、腹壁直下に帯状のアーチファクトが描写されます。

　プローブを押し当てる力を緩めたり、走査角度を変えてみたりして、実像と異なることを確認することができます（図9）。

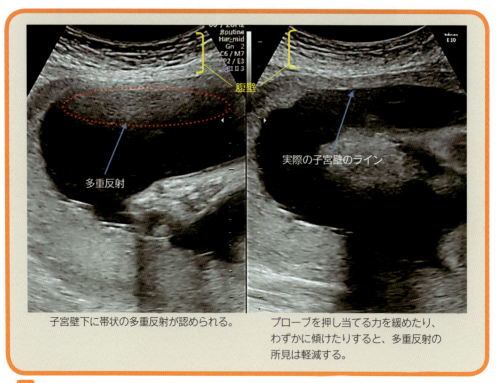

子宮壁下に帯状の多重反射が認められる。

プローブを押し当てる力を緩めたり、わずかに傾けたりすると、多重反射の所見は軽減する。

図9　多重反射によるアーチファクト

経腹超音波の基準断面

産婦人科領域の超音波断層法の基準断面は、①縦断面（矢状断面）と②横断面です。そして、画像の表示方向には約束事があります (図10)。

よく言われる画像の表示方向とはどのようなことでしょうか？

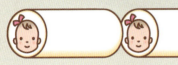

まず、左の金太郎飴を見てください。
どこを切っても同じ絵柄の断面図が得られます。

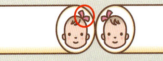

しかし、この同じ飴の断面を反対側から見たら、リボンの位置が左右逆になってしまいます。

超音波検査では、縦の断面も横の断面も、患者のどちら側から見た断面図をモニターに表示するのか基本のルールがあります。

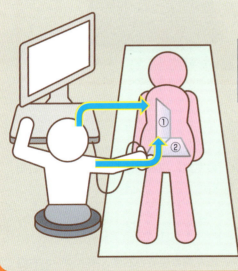

① 縦の断面⇒患者の右側から見た画像
② 横の断面⇒患者の下側から見た画像
　を表示するようにプローブを持ちましょう

超音波検査を行う際の、ベッド・機械・患者・検査者の位置関係は左図の通りです。
縦の断面も横の断面も、検査者の位置から患者を見たイメージを表示すればよいことになります。

図10 画像の表示方向について

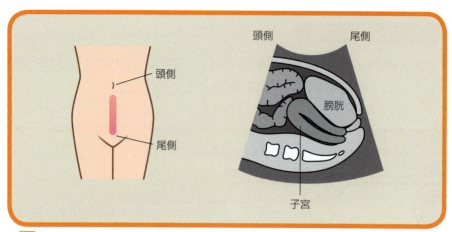

図11 縦断面（矢状断面）

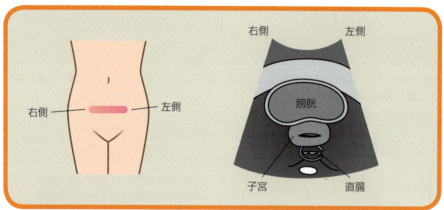

図12 横断面

● **縦断面（矢状断面）**

　患者を右側から見た断面、つまりモニターの左側に患者の頭側、モニターの右側に患者の尾側が描写されるようにします（図11）。

● **横断面**

　患者を下側から見た断面、つまりモニターの左側に患者の右側、モニターの右側に患者の左側が描写されるようにします（図12）。

> **操作方法**

1. 電源スイッチを入れます。
2. 患者名、カルテ番号、妊娠週数などを入力します。

3. 患者の腹部にエコーゼリーを塗ります。

4. 患者の縦断面像（矢状断面）を見ます（矢状断面では患者の右方から見た画像＝患者の尾側がモニターに向かって右側になるように）。

5. プローブを反時計方向に90°回転して、腹部横断面像を見ます（横断面では下から見上げた画像＝患者の左側がモニターに向かって右側になるように）。

6. ゲインで映像の明るさを調整します。

7. 表示深度（フィールドサイズ）で適宜画像を拡大・縮小し、画像の大きさを調整します。

8. 分かる範囲で患者に説明します（不要な発言はしないように気を付けます）。

9. 必要に応じてフォーカスを調整し、フリーズ（静止）スイッチで画像を停止させます。

10. キャリパーを使って計測を行います（必要な場合）。

11. プリントスイッチで画像をプリントアウト（記録）します。

ワンポイント アドバイス

美しい断層像を得るためには

1. 可能であれば、部屋の照明を少し暗くしてみましょう。
2. プローブと患者皮膚表面の間に空気の入り込む隙間ができないように、エコーゼリーを必要十分量塗りましょう。
3. できるだけプローブ全体が皮膚面に密着するようにしましょう。
4. 患者によって描写の条件は異なるものです。検査ごとにゲインの調整やフォーカスの設定に留意しましょう。
5. 画像中央はゆがみが少ないので、見たい部分を中央に持ってくるようにしましょう。
6. 表示深度を調節して、見たい部分を適度な大きさで描出しましょう。
7. フリーズはシャッターチャンスと同じです。画像のぶれに注意しましょう。最近では、フリーズする前の画像を装置内のメモリに一時的に記憶し、フリーズ後に観察することができるシネメモリという機能が搭載されている機種が多いので活用しましょう。
8. プローブを手の中で回転させず、手首を柔軟に動かすようにしましょう。

▶ **引用・参考文献**

1）中野仁雄，竹内久彌ほか編．周産期の超音波診断ABC：基本手技から一歩進んだ応用まで．東京，メジカルビュー社，1999，15．

2）アロカ株式会社．SSD-1000オペレーターズマニュアル．4-4，4-6．

妊娠初期の超音波検査

1 妊娠初期の確認事項

経腟超音波の普及により、妊娠の診断は、より早期に確実に行われるようになりました。早い方では妊娠4週の中ごろから子宮内に胎嚢径（gestational sac：GS、p.77参照）を、5〜6週で心拍を、モニター上で確認することが可能です。

経腹超音波でも、妊娠8週後半ごろになると、頭部と躯幹の区別が明瞭になった胎児の、上下肢を動かしているかわいい姿を、羊膜腔内にはっきりと写し出すことができます。妊娠初期に胎児の計測を行って正確な妊娠週数を算出し、かつ胎児の形態や子宮および付属器の形状を確認しておくことは、その後の妊産婦管理にとって、非常に重要なことです。

また、超音波検査は「胎児に異常がないかどうか調べる検査」というよりは、むしろ、まだ胎動を感じることがないだけに赤ちゃんが元気なのか不安でいっぱいのお母さんに、リアルタイムで動いている赤ちゃんの姿を見てもらえるすばらしい機会でもあります。お母さんに安心と喜びを感じてもらい、母性を育み、より高めていくきっかけとなる検査でありたいものです。

妊娠初期の超音波で確認すべきこととして、次の7項目が挙げられます。

1. 子宮内の妊娠かどうか？
2. 胎児は生存しているか？
3. 妊娠週数は？
4. 胎児数は？
5. 胎児形態（頭部・頸部・胸部・腹部・四肢）の観察
6. 胎児付属物（絨毛膜・羊水・臍帯・卵黄嚢・羊膜）の形態の観察
7. 子宮の形態および付属器の異常の有無

妊娠初期の検査・計測の実際

胎児個体差の少ない妊娠の早期において、正確な妊娠週数を把握し、必要に応じて予定日を修正しておくことは、その後の胎児発育の評価や、過期妊娠への対応を考えるのに重要です。経腹超音波を行う場合、適度な膀胱充満があると子宮全体像を把握しやすいので、排尿前に検査を行いましょう。

初期の胎児像は小さく描写されるので、計測の際には画像を適宜拡大し、プロー

ブは、可能であれば周波数の高いもの（例えば、3.5MHz よりも 4〜5MHz のもの）を選択できれば、なおよいでしょう。

では、初期スクリーニング検査の手順について、その一例をご紹介します。

① 母体の下腹部にプローブを当て、子宮の縦断面像を得ます（図13）。この際、適度な膀胱充満があると、子宮全体が描出しやすくなります。プローブを左右に移動したり、入射角度（プローブの傾き）を変えたりして、子宮およびその周囲をくまなく観察することが必要です。

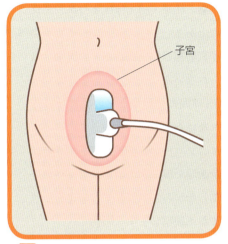

図13 子宮縦断走査

- 子宮は、前屈（写真3）か後屈（写真4）か？
- GS内に生存胎児が確認できるか？

写真3 子宮矢状断面

最終月経日から11週3日の前屈子宮。子宮底部が母体腹壁（前方）に接している。

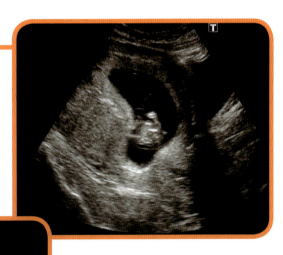

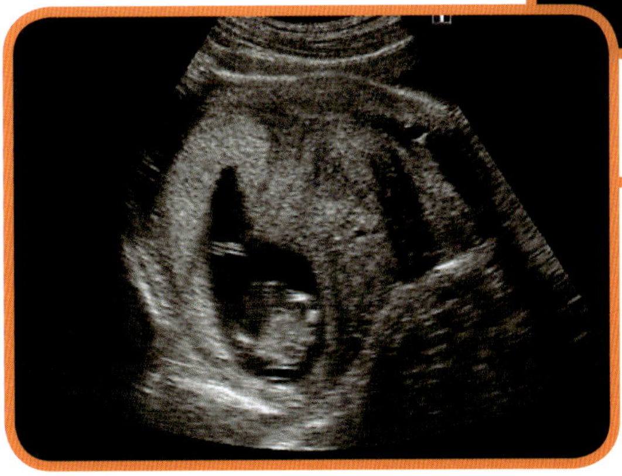

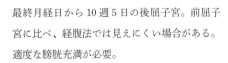

写真4 子宮矢状断面

最終月経日から10週5日の後屈子宮。前屈子宮に比べ、経腹法では見えにくい場合がある。適度な膀胱充満が必要。

第2章 超音波検査の実際　妊娠初期の超音波検査

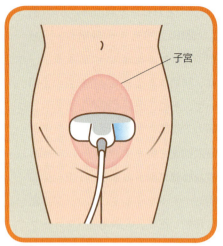

図14 子宮横断走査

- 胎嚢、胎芽・胎児像は1つか、それ以上か？
- 子宮筋腫、卵巣腫瘍などの異常は見られないか？
- GS 周囲に血腫像などの異常は見られないか？

②次に、プローブを90°回転し、子宮の横断面像を得ます（図14）。プローブを移動しながら、子宮頸部から底部までくまなく観察します（写真5）。

- GS は子宮体部のほぼ中央にあるか？
- 双角子宮などの子宮奇形は見られないか？（写真6）

③プローブを細かく動かし、胎児の矢状方向に合わせて生理的屈曲の状態で頭殿長（crown rump length：CRL、p.77 参照）を計測します（写真7）。

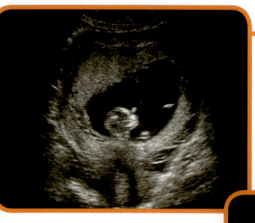

写真5 子宮横断面

GS が子宮の中央にあることが確認できる。

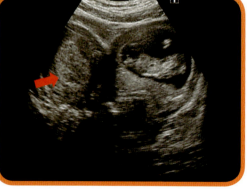

写真6 双角子宮横断面

最終月経日から11週3日の子宮横断面像。GS および胎児は子宮の左側に偏っており、右方には子宮内膜エコー（➡）が描出されている。

写真 7 CRLの計測

CRL 40.8mm（妊娠11週2日相当）

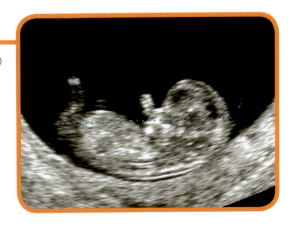

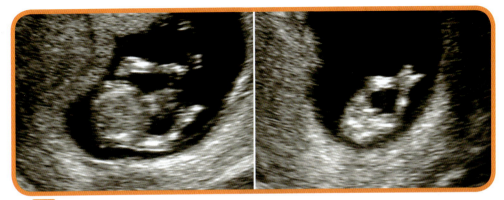

写真 8 胎児の上肢（左）と下肢（右）

妊娠11週3日。この時期の胎児は、上肢をそろえて前方へ突き出す姿勢をとっている。下肢は、そろえて両足底を合わせるような型に描出される。

・大きさは週数相当であるか？

④CRLが40mmを超えるようなら、胎児脊椎の矢状断面から頭部の位置でプローブを90°回転させ、大横径（biparietal diameter：BPD、p.78参照）を計測します。

・大きさは週数相当か？
・正中線エコー（ミッドラインエコー：midline echo）は見えるか？
・頭部の形状に異常はないか？

⑤胎児の矢状断面・横断面により、胎児頭部・体幹・四肢を系統的に確認します。

・頭部は丸く、輪郭に不整は見られないか？
・頭部・頸部・胸部・腹部に異常な液体貯留像はないか？
・手や足は2本ずつ見えるか？　**(写真8)**

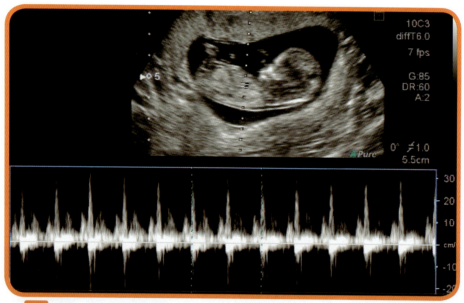

写真 **9** FHR
超音波断層装置のドプラ機能があれば、心拍数の計測もできる。心拍数は妊娠 9 週で 180bpm のピークに達し、10 週以降 170 〜 160bpm と次第に減少していく。

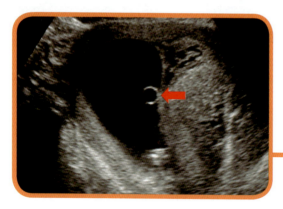

写真 **10** 卵黄嚢

妊娠 12 週 0 日で見られた卵黄嚢。特に大きな卵黄嚢が見られた場合は注意を要する。

・NT（nuchal translucency、p.79 参照）は見られないか？
・胎児心拍数（fetal heart rate：FHR、p.78 参照）は正常か？ **(写真9)**
⑥胎児を包んでいる絨毛膜や、卵黄嚢なども観察します **(写真10)**。
・卵黄嚢の大きさが大きすぎないか？
以上が、妊娠初期の超音波検査で観察しておきたい内容です。
動いている赤ちゃんを、モニター上で見失わないよう、細かくプローブを動かし、適度な大きさで、できるかぎり全身を描出してお母さんに見てもらいましょう。

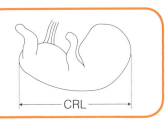

写真 11-1 CRLの計測

最終月経日より10週4日、CRL 32.6mm。胎児は生理的屈曲の状態で、CRL計測に適している。矢状方向での断面で、頭部から殿部までの長さを直線的に計測する。

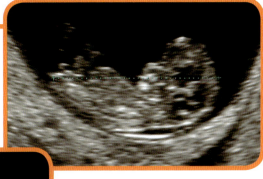

写真 11-2 CRLの計測

最終月経から13週4日。CRLは84.5mmであるが、胎児は伸展しておりCRL計測には不適当である。CRLが40mmを超える場合は、BPDの計測をも併用することが望ましい。

基本の計測

●胎囊径(gestational sac：GS)

子宮内に現れた胎囊の内径を測るもので、妊娠4〜7週の、まだCRLを計測しにくい時期に妊娠週数を推定するのに利用されます。GSは必ずしも球状ではなく不整形な場合も多いため、3方向からの計測値を平均することが望ましく、時期的にも、主に経腟超音波で行われる場合が多いでしょう。子宮収縮などにより値に変動が見られるため、妊娠週数の修正にはCRLの計測の方が適しています。

●頭殿長(crown rump length：CRL)

CRLの計測は、胎児の個体発育差や測定誤差ができるだけ小さい時期に行わなければなりません。計測に最も適した時期は、妊娠8週後半〜10週末の間です[1]（p.190、Appendix 表1・2、図1）。胎児が生理的屈曲の状態で、矢状方向での断面で頭部から殿部までの長さを直線的に計測します（写真11）。

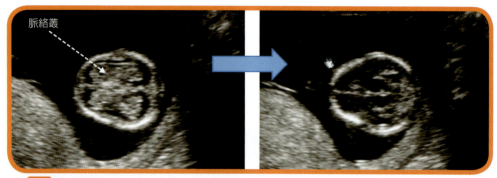

写真 12 初期のBPD計測

最終月経より 11 週 5 日。BPD 20.5mm（12 週 2 日相当）。初期の BPD 計測では、脈絡叢が最も大きく描出される高さよりもやや下方の断面を用いる。
ミッドラインエコーが描出されている断面で、最大横径を求める。

　ガイドラインでは、予定日決定のために参考とする CRL 値幅は 14 〜 41mm が推奨されています。妊娠 11 週ごろになると、胎児はこれまでの屈曲した状態から伸展をみせるようになり、姿勢によるばらつきが生じるため、正確な妊娠週数を把握するには、BPD の計測を併用することが必要になります。

●大横径（biparietal diameter：BPD）

　BPD は、経腹法では妊娠 10 週ごろから計測が可能です。児頭の正中線エコー（ミッドラインエコー：midline echo）を写し出し、最大横径を求めます。
　妊娠初期に行う BPD の計測では、中期以降の計測に用いられる断面を描出するのは解剖学的な脳内構造の相違から不可能であるため、脈絡叢（choroid plexus）が最も大きく描出される高さよりもやや下方の断面を用います（写真12）。
　妊娠 12 週以降では、計測上の精度を考慮すると CRL よりも BPD 計測値の信頼性が高くなります。

●胎児心拍数（fetal heart rate：FHR）

　胎児心拍の証明は、胎児生存の最も確かな証拠であり、妊娠予後の指標の１つであるともいえます。経腹検査において観察できるようになるのは、妊娠 6 週中ごろ〜 8 週ごろ以降です。妊娠 7 週以降で胎児心拍が 100bpm 以下の場合、自然流産や胎児死亡など予後不良の徴候であるといわれています（図15）。

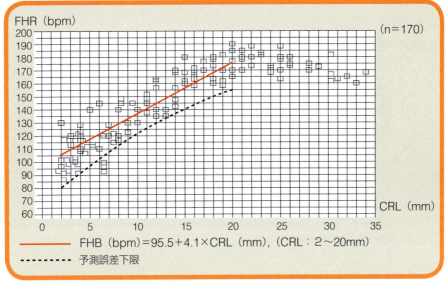

図15 妊娠初期CRL発育と胎児心拍数変化[2]

初期超音波での異常・正常

●生理的臍帯ヘルニア

妊娠8週から11週ごろの胎児腹部に見られる所見で、急速に長さを増した腸管の一部が臍帯内に脱出したために、臍帯の付着部位が球状に膨隆して見えるものです(図16-A、写真13)。腸管が完全に腹腔内に還納される妊娠12週ごろには、自然消失します(図16-B)。発生上の一時期に生理的に起こることから、生理的臍帯ヘルニアと呼ばれ、12週以降に見られる病的な臍帯ヘルニアとは区別が必要です。

●NT（nuchal translucency）

遺伝カウンセリングを受けた上で行う検査の項目です。

NTとは、妊娠11～14週ごろの胎児項部に見られる浮腫像のことであり、染色体異常や心奇形などの超音波マーカーとして、近年注目されています(写真14)。NTの厚さが増すと、染色体異常や心形態異常の頻度が高くなるといわれています。

しかし、NTは頸部におけるリンパ系から静脈系への一時的な流入障害に起因するものと考えられ、それ自体が直接胎児の異常所見ではないことや、NTが一過性に陽性であっても正常な児を出産する可能性の方が高いことも、念頭においておく必要があります。NT計測は非確定的な出生前診断であり、染色体異常の確定診断のためには羊水穿刺などの検査が必要です。

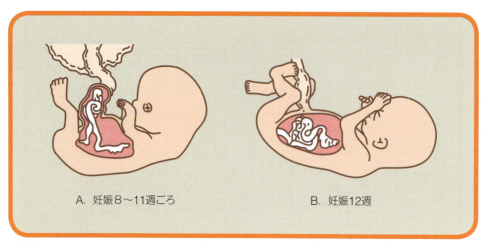

A. 妊娠8〜11週ごろ　　　　B. 妊娠12週

図16 生理的臍帯ヘルニアの模式図[3]

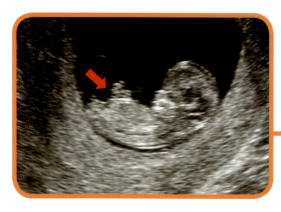

写真13 生理的臍帯ヘルニア

最終月経から11週0日の胎児。臍帯の付着部位が膨隆しており、生理的臍帯ヘルニアが認められる。

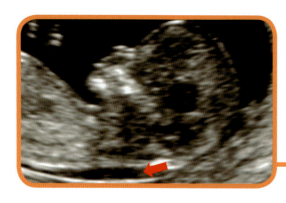

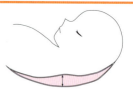

胎児の矢状断面にて、後頸部の皮膚と頸椎を覆う軟部組織との間に存在する低エコー域を、内側−内側で計測。

写真14 NTの計測

最終月経から11週4日の胎児に見られたNT。

Column

NT計測について

「産婦人科診療ガイドライン：産科編 2017」（CQ106-3 解説）には、「NT 値計測は主に胎児染色体異常検出を目的とした出生前遺伝学的検査法の一種であり、本来、妊婦とパートナーが検査の方法、検査の意義、検査後に起こり得る状況とその対応などについて十分理解したうえで、検査を希望した場合に遺伝カウンセリングの後に行われるべき検査である」と記載されています。

NT を正確に計測するには、以下の 3 点が必要です。
①妊娠 11 週 0 日〜 13 週 6 日で計測する。
②胎児上半身が大きく描出されるように超音波画像を十分に拡大する。
③矢状断面で計測する。

画像内に胎児頭部と胸郭上部のみが描出される程度まで拡大した矢状断面で、後頸部の浮腫様に透けて見える領域の最も厚い部分を、線の内側から内側で計測します（写真14）。胎児が反屈位では実際より NT が大きく、屈位が強いと逆に小さく評価されてしまいます。また、この時期には羊膜と絨毛膜がまだ癒合していないため、胎児に密着した羊膜—胎児間のスペースを NT と見誤らないように注意します。NT は、たとえ染色体異常があっても一過性に陽性を示すだけで、観察に適した時期を過ぎると消失する場合も多いので、計測する時期も考慮しておくべきでしょう。

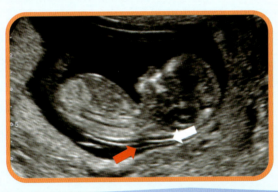

⇐ NT のライン
⬅ 羊膜のライン

● 無脳症（anencephaly）と脱脳症（exencephaly）

　無脳症は、その予後が絶対不良であり、できるだけ早期に発見したい異常の 1 つです。妊娠 10 〜 11 週ごろには、頭蓋冠の欠損（無頭蓋症：acrania）により脳組織が羊水中に浮遊している脱脳症の状態（写真15）で確認されることも多いのですが、このような胎児がこのまま大きくなり、脳組織が羊水中に散乱して無脳児になるともいわれています。

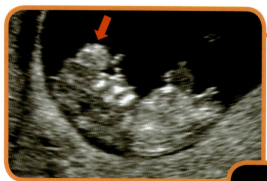

写真 15 無頭蓋症

最終月経から 10 週 2 日、CRL 39.9mm で 11 週 1 日相当の大きさ。頭蓋冠がなく、脳組織の脱出が見られる。

写真 16 絨毛膜下血腫

最終月経より 12 週 0 日の初期スクリーニングで見られた絨毛膜下血腫。
絨毛膜下に広範囲なエコーフリースペース像が認められる（←）。

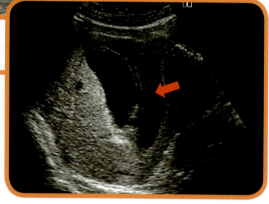

● **絨毛膜下血腫（subchorionic hematoma）**

　GS の周囲に血腫像と思われる所見が見られるもの（写真16）で、初期胎盤からの出血が子宮内膜腔に貯留したものと考えられています。経腟検査ではしばしば認められますが、外出血を伴うものや、経腹検査で容易に分かるほど大きなもの、下腹痛や子宮収縮を伴うもの、妊娠 16 週以降に及ぶものなどは、流早産や前期破水など児の予後に影響がある場合もあり、注意して経過を観察する必要があります。

● **子宮筋腫合併妊娠**

　経腹超音波は、経腟超音波に比べて子宮の全体像を把握しやすいので、特に妊娠初期の間に、子宮形状や子宮筋腫の合併の有無などについて観察しておきます。子宮筋腫合併妊娠（写真17）では、流早産、胎盤早期剥離、分娩障害、胎位異常などの頻度が増すとされており、筋腫の位置や大きさ、内部変性の有無などを確認しておきます。

● **局所的子宮収縮**

　子宮収縮は、特に病的なものではなく、日常的に見られる所見ですが、子宮筋腫との区別が付きにくい場合は、経時的な観察によって判断します（写真18）。

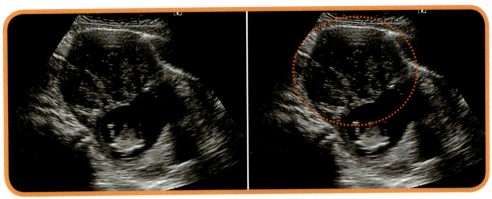

写真 17 子宮筋腫合併妊娠

最終月経から 12 週 6 日の初期スクリーニングで見られた子宮筋腫像。子宮の底部に約 8cm 大の腫瘤が認められる。

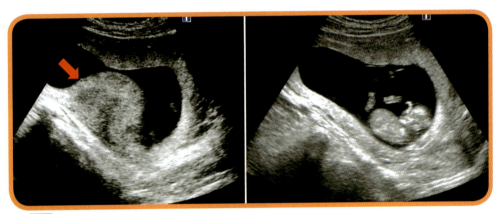

写真 18 局所的子宮収縮（左）とその緩解（右）

最終月経から 11 週 4 日。子宮の後壁に局所的子宮収縮が認められる（左 ➡）。検査終了時、経時的変化が認められ、収縮は消失している（右）。

●卵巣腫瘤

　妊娠初期に発見される 6 cm 未満の単純嚢胞は、そのほとんどが自然消退するといわれています。大部分が片側性、単房性で、内部エコーは有しないことが特徴です。最も高頻度に検出されるのは黄体嚢胞であり、これらは機能性のもので、妊娠 16 週までに大部分が縮小します（写真19）。単房性の漿液性嚢胞腺腫との鑑別は困難な場合があり、妊娠中期になっても消失しないものは、注意して経過観察する必要があります。妊娠中に見られるその他の卵巣腫瘤として、類皮嚢胞腫（写真20）、チョコレート嚢胞（写真21）、不妊治療のために用いられた hMG 療法による多房性の嚢胞

写真 19 黄体嚢胞

妊娠11週2日で見られた、約4cm大の単純嚢胞（〇）。単房性で内部エコーは認められない。

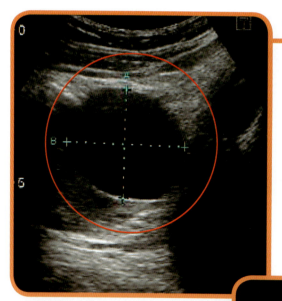

写真 20 類皮嚢胞腫

妊娠13週2日の初期スクリーニングで見られた 12.1 × 8.6 × 10.8cm 大の類皮嚢胞腫（〇）。ヘアーボールと思われる充実性のエコーや、それにともなう音響陰影、点状や線状エコーなどの多様な内部エコーを有することが特徴である。

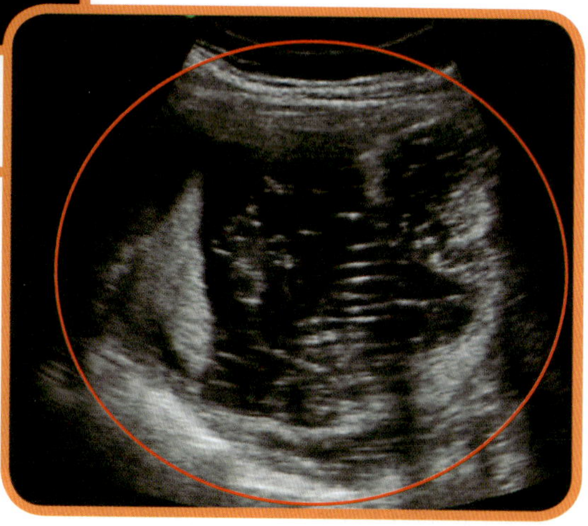

写真 21 チョコレート嚢胞（内膜症性嚢胞）

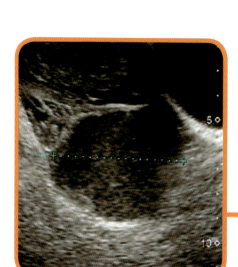

妊娠10週2日の初期スクリーニングで見られた、約5cm大のチョコレート嚢胞。内部に微細な点状エコーがびまん性に認められる。

写真22 OHSS（卵巣過剰刺激症候群）

妊娠11週3日の初期スクリーニングで見られた卵巣腫大像。
卵巣過剰刺激症候群（OHSS）は、排卵誘発剤などにより卵巣内の卵胞が過剰に刺激され、卵巣が膨れ上がる疾患で、不妊治療で排卵を促すために使われる排卵誘発剤が主な原因である。

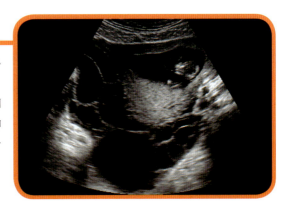

である卵巣過剰刺激症候群（ovarian hyperstimulation syndrome：OHSS）（写真22）などが挙げられます。

2 多胎の診断と卵性・膜性の診断

双胎妊娠の卵性と膜性

　双胎妊娠は、多排卵による二卵性双胎と、多胚化による一卵性双胎に分けられます。二卵性双胎は、同じ月経周期内に2個の卵が排卵され、どちらも受精・着床することによって発生します。不妊治療の効果で増加したのは、このタイプです。胎児胎盤循環系が各々独立した二絨毛膜二羊膜（DD）双胎になります（図17）。

　一卵性双胎は、1個の受精卵が細胞分裂の過程において2つの個体に分離するものです。自然妊娠で発生することが多く、胚芽が分離する時期によって膜性構造が異なり、3つのタイプがあります。この中で、一絨毛膜性双胎は二絨毛膜性双胎に比べ周産期異常の発生頻度が高く、双胎間輸血症候群や1児死亡後の循環障害、臍帯の相互巻絡など、重篤な後遺症発症のリスクも高いことが知られています。

双胎妊娠の超音波による膜性の診断

　双胎妊娠のうち、特に一絨毛膜性双胎の診断を見誤らないように、超音波で確実に判定することは重要です。妊娠14～15週を過ぎると膜性判別が困難になるため、妊娠8～12週ごろの初期に観察・判定することが、その後の双胎管理のためにもぜひ必要です（表3）。

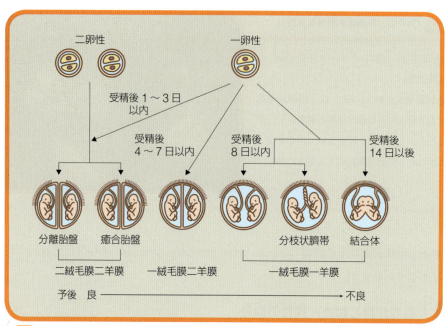

図 17 分離発生時期による双胎の分類[4]

表 3 妊娠初期双胎の膜性診断のポイント

膜性	一絨毛膜一羊膜	一絨毛膜二羊膜	二絨毛膜二羊膜	二絨毛膜二羊膜
受精卵分離時期	受精後8日以内	受精後4～7日	受精後3日以内	多排卵
胎嚢	1	1	2	2
卵黄嚢	1	2	2	2
羊膜腔	1	2	2	2
卵性	一卵性	一卵性	一卵性	二卵性
一卵性内の頻度	1%未満	75%	25%	—
双胎内の頻度	1%未満	45%	15%	40%

（文献 5～7 より引用改変）

● 二絨毛膜二羊膜（DD）双胎

　厚い隔壁で隔てられた 2 個の胎嚢（GS）が観察され、GS 内にはそれぞれ羊膜嚢と胎芽心拍動、卵黄嚢が認められます（写真 23）。

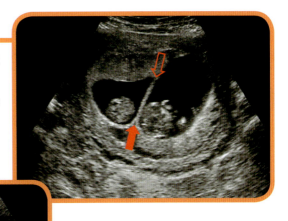

写真23 二絨毛膜二羊膜双胎

妊娠11週2日のDD双胎。両児の間に、隔壁様のエコー（⇦）が描出され、絨毛との接点はY字型を呈している（⬅ λサイン、twin peak sign）。

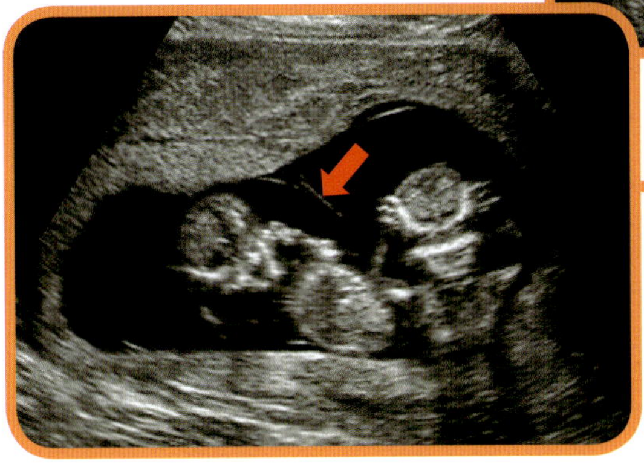

写真24 一絨毛膜二羊膜双胎

妊娠12週3日のMD双胎。両児の間に、薄い膜様のエコー（⬅）が描出されている。

● 一絨毛膜二羊膜（MD）双胎

　　1個の胎嚢内に2個の羊膜嚢と、各々の中に1個ずつ心拍動を認めます **(写真24)**。

● 一絨毛膜一羊膜（MM）双胎

　　1個の胎嚢内で接近した2胎児が存在するものの、羊膜嚢は1つで隔膜がなく、卵黄嚢が1個しか認められません。

▶ **引用・参考文献**

1）日本超音波医学会 平成14・15年度 用語・診断基準委員会（委員長：岡井崇）．超音波胎児計測の標準化と日本人の基準値．超音波医学．30(3)，2003，J414-40．
2）赤岩明，竹村秀雄．"妊娠初期の胎児心拍数モニタリング"．周産期医療におけるペリネイタル・モニタリング．ペリネイタルケア夏季増刊．大阪，メディカ出版，1994，10．
3）Dodson, MG. ed. Transvaginal Ultrasound. New York, Churchill Livingstone, 1995.
4）竹内正人，進純郎．多胎妊娠とその胎児管理．産婦人科治療．84(1)，2002，42．
5）松岡美杉，関谷隆夫ほか．妊娠初期の超音波診断．産婦人科治療．98(5)，2009，826-38．
6）坂井昌人．多胎妊娠の膜性診断．臨床婦人科産科．64(4)，2010，522-5．
7）岩崎昭宏，高梨昇編．胎児エコー：スクリーニングから精密検査まで．東京，医歯薬出版，2012，116p．

妊娠中期・後期の超音波検査

1 妊娠中期・後期の確認事項

妊娠週数が進むにつれ、子宮や胎児の大きさは増していき、当然ながら、そこから得られる情報量も多くなります。順調に継続している妊娠の中で、もちろんほとんどの胎児は正常で元気な赤ちゃんなのですが、その中にひそむ、ほんの数例の胎児異常を発見するためには、検査者の熟練や努力が必要です。

助産師外来における超音波の役割を考えると、決して異常を発見するために行われるものではないでしょう。しかし、明らかに画面上に表れている重篤な異常を見逃して、ただ「赤ちゃんはかわいい」「元気に動いている」ということのみに終始するわけにはいかないのも、また現実です。

胎児の異常像とは、一言で表すと正常像からの逸脱です。胎児の異常について細かく書かれている書物はすでに多くあり、われわれの知識と経験はその内容にとても及ぶものではありません。重要なのは、いかに正常像をきちんと把握できているかということです。ここでは代表的な異常例を示しながら、主に正常像の把握に努めたいと思います。

妊娠中期・後期の超音波で確認できる内容として、次の 11 項目が挙げられます。

1. 胎位・胎向の確認（頭位・骨盤位・横位・斜位）
2. 胎児発育の評価（BPD・FL・AC・推定体重など）
3. 胎児奇形の有無（頭部・頸部・胸部・腹部・四肢）
4. 胎児行動の観察（呼吸様運動・四肢・眼球運動など）
5. 胎児性別（外性器・内性器）
6. 胎盤（前置胎盤・低置胎盤・分葉胎盤・常位胎盤早期剥離）
7. 羊水（羊水インデックス〈AFI〉・羊水ポケット〈AFP〉）
8. 臍帯（巻絡・下垂・過捻転・単一臍帯動脈）
9. 子宮頸部（頸管長短縮・内子宮口開大）
10. 子宮壁・卵巣（子宮筋腫・卵巣嚢腫）
11. 血流速度波形（臍帯動脈・中大脳動脈など）

『産婦人科診療ガイドライン：産科編 2017』の「CQ106-2 産科超音波検査を実施するにあたっての留意点は？」では、参考例として具体的な中期スクリーニングの

妊娠中期（18〜20週）		
全身	浮腫はないか	
頭部	BPD（児頭大横径）は妊娠週数相当か 頭蓋内は左右対称で異常像を認めないか 頭蓋外に突出する異常像を認めないか★	
胸部	心臓の位置はほぼ正中で軸は左に寄っているか 左右心房心室の4つの腔が確認できるか 胸腔内に異常像を認めないか	
腹部	胃胞が左側にあるか 胃胞、膀胱、胆嚢以外に嚢胞像を認めないか 腹壁（臍部）から臓器の脱出を認めないか★	
背部・臀部	異常な隆起を認めないか★	
四肢	十分な長さの四肢が確認できるか☆	
羊水	羊水過多や過少は認めないか	
妊娠後期（28〜31週）	上記と同様 ☆に替わり、「FL（大腿骨長）は妊娠週数相当か」 ★は28〜31週の項目にはない	

図18 中期スクリーニングの観察項目

（日本産科婦人科学会・日本産婦人科医会．産婦人科診療ガイドライン：産科編2017，CQ106-2より抜粋して作成）

観察項目が示されています（**図18**）。

胎位・胎向の確認

1 胎位の確認

　母体腹部において縦断走査（矢状断面）を行います（**図19**）。

　モニターに向かって左側に母体の頭側が、モニターの右側に母体の尾側が表示されるように、プローブを正しい方向に持ちます。頭位の胎児では児頭が画面の右側に、骨盤位の胎児では児頭が画面の左側に描出されます（**写真25・26**）。

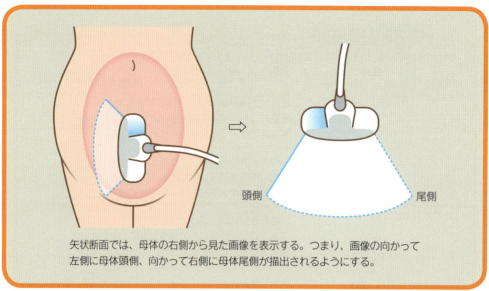

矢状断面では、母体の右側から見た画像を表示する。つまり、画像の向かって左側に母体頭側、向かって右側に母体尾側が描出されるようにする。

図19 縦断走査（矢状断面）

Column

プローブの扱い方

　プローブコードは、下垂した状態ではコードの重みが直接プローブに加わり負担となるため、コードケーブルやプローブホルダーなどの本体の一部、検査者の首に掛けるなど重みを軽減させる工夫を行います。

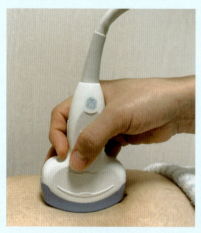

プローブは、強く握るのではなく、主に親指と人差し指・中指で太い鉛筆を持つようなイメージで持つ。

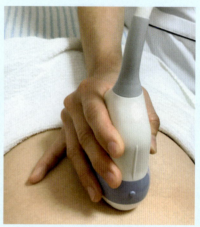

小指側を腹壁に軽く当てることで、プローブ位置を安定して保持し、腹壁への圧迫具合も調整できる。

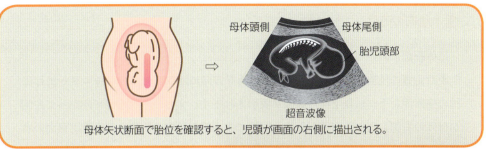

母体矢状断面で胎位を確認すると、児頭が画面の右側に描出される。

写真 25 母体の縦断走査による胎位の確認（頭位）

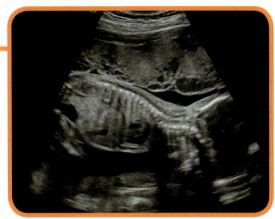

妊娠22週0日。胎児の頭部は画面の右側（母体尾側）に描出され、頭位であることが分かる。

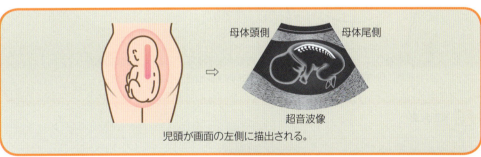

児頭が画面の左側に描出される。

写真 26 母体の縦断走査による胎位の確認（骨盤位）

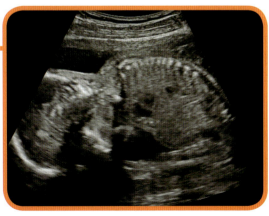

妊娠21週2日。胎児の頭部は画面の左側（母体頭側）に描出され、骨盤位であることが分かる。

2 胎向の確認

母体腹部において横断走査を行います（図20）。

　縦断走査の位置からプローブを90°反時計方向に回転させると、モニターには母体の横断面を下から見上げた画像が表示されます。すなわち、画面に向かって左側が母体の右側、画面の右側が母体の左側です。第1胎向の胎児では脊椎が画面の右側に、第2胎向の胎児では左側に描出されます（写真27）。

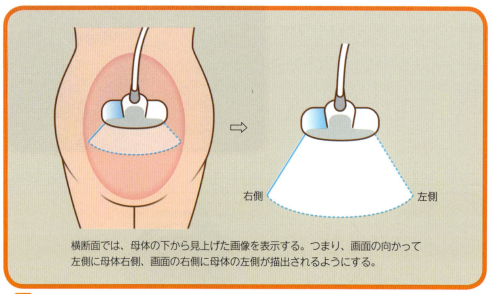

横断面では、母体の下から見上げた画像を表示する。つまり、画面の向かって左側に母体右側、画面の右側に母体の左側が描出されるようにする。

図20 横断走査

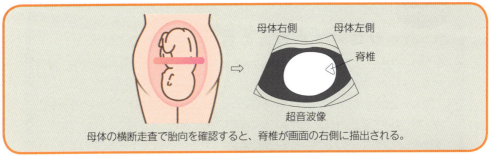

母体の横断走査で胎向を確認すると、脊椎が画面の右側に描出される。

写真 27-1 母体の横断走査による胎向の確認

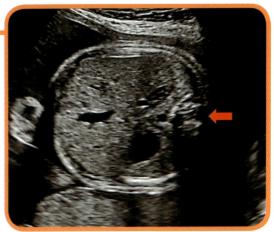

妊娠30週2日。第1胎向。脊椎（←）は画面の右側に描出される。脊椎の後方には音響陰影が認められる。

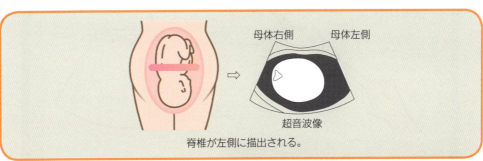

脊椎が左側に描出される。

写真 27-2 母体の横断走査による胎向の確認

脊椎は（←）は画面の左側に描出され、第2胎向であることが分かる。

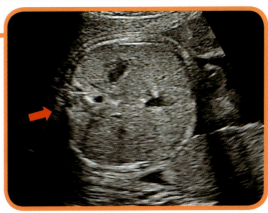

第2章 超音波検査の実際 妊娠中期・後期の超音波検査

Column

プローブの方向の確かめ方のコツ

　プローブを正しく持っているかどうかの確認は、検査開始時にはもちろんですが、慣れないうちは、検査の途中でも何度か行いましょう。

　プローブに付いている印（マーク）を頼るのも1つですが、例えば、プローブの端を指で触ってみて画面のどちら側が動くかで確認したり、患者に押し当てたプローブの片側を少し浮かせてみて、画面のどちら側の画像が欠けるかで確認する方法もあります。

1）プローブの方向の確かめ方〈その1〉
　①プローブを持ち、もう片方の手でプローブの端に触れてみる。
　②モニターのどちらの方が反応するかを確認する。
　　画面の左側が動くようなら、指で触れた方を縦断走査では患者の頭側に、横断走査では患者の右側になるように気を付けてプローブを当てる。

2）プローブの方向の確かめ方〈その2〉
　①体表に押し当てたプローブの片方を軽く浮かせてみる。
　②プローブを正しい方向に持っていれば、縦断走査では患者頭側、横断走査では患者右側を浮かせてみると、画面の左側の画像が欠ける。

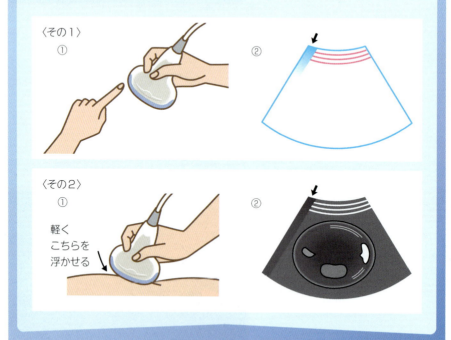

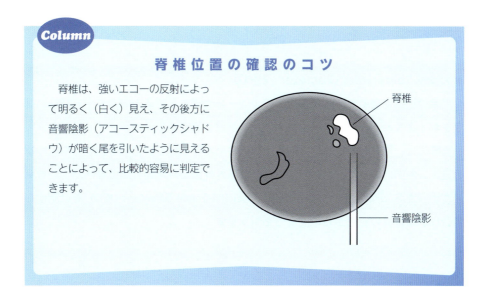

胎児発育の評価

妊娠中期以降の超音波胎児計測による胎児発育の評価は、妊娠週数が正しいことを前提として行われます。胎児の各部分を計測し、それぞれの発育を評価するとともに、それらの値から計算される胎児推定体重（estimated fetal 〈body〉 weight：EFW または EFBW）を用いて、個体全体としての発育を評価する方法が用いられます。

1 胎児各部の計測

妊娠中期以降の胎児計測は、主に以下の3断面の描出によって行います **(図21)**。

胎児体重を正確に推定するには、目的とする計測断面を正しく描出し、決められた計測位置にカーソルを正しく設定することがポイントです。

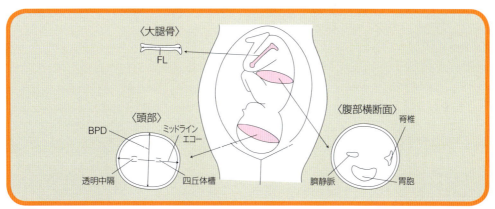

図21 胎児各部の計測

2 胎児計測の実際

●大横径（biparietal diameter：BPD）

児頭の横断走査にて、ミッドラインエコーを明瞭に、頭蓋内構造が左右対称に描写されるようにし、児頭横径が最大となる部位で測定するものです。

実際には、ミッドラインエコーを頭部の中央に写し出し、透明中隔腔と四丘体槽の見える断面において、プローブに近い頭蓋骨外側から対側の頭蓋骨内側までを測ります。また、同断面にて児頭前後径（occipital-frontal diameter：OFD）を計測する場合は、頭蓋骨の中央から中央までを測ります（図22）。

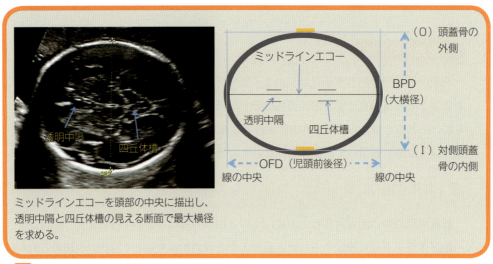

ミッドラインエコーを頭部の中央に描出し、透明中隔と四丘体槽の見える断面で最大横径を求める。

図22 BPDの計測

Column
ＢＰＤ描出のコツ ①

まず児頭の位置を確認します。

頭位であれば、母体下腹の最下部で横断走査するだけでミッドラインエコーが見えます。

ここに頭部がなければ、プローブを母体の上で移動しながら探してみます。

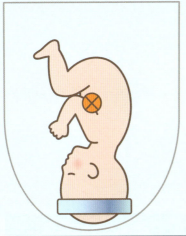
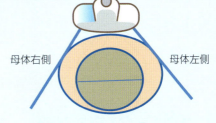

母体右側　　母体左側

プローブを正しく持っていれば、横断走査では母体を下から見上げた面が画面に表示される。

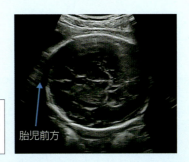

胎児前方

ミッドラインエコーができるかぎり水平に見えるようにするには、ミッドラインエコーが画面の中で下がっている方に、よりプローブを近づけるような感じで傾けてみます。

ミッドラインエコーが水平になれば、あとはプローブを上下（胎児の頭尾方向）に移動し、最適な計測位置を描出しフリーズします。

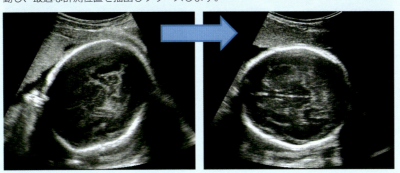

ミッドラインが下がって描出される方（この場合向かって左側）を軽く圧迫するようなイメージでプローブを傾けてみると、ミッドラインエコーが水平になる。

Column
BPD描出のコツ②

　胎児が母体に対して横向きに存在する、つまり脊椎が母体の左右いずれかに寄っている典型的な第1・第2胎向では、比較的BPD断面の描出は容易ですが、胎児が母体に対して完全なうつ伏せ（第1分類：左写真）あるいはあお向け（第2分類：右写真）に存在する場合は、熟練者でもきれいなBPD断面の描出は困難なことがあります。

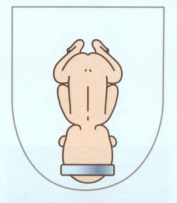 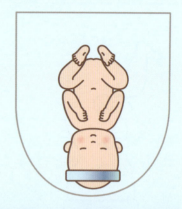

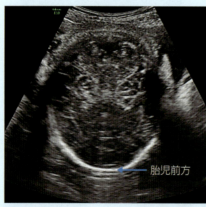 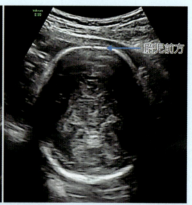

| 胎児が母体に対して完全にうつ伏せに存在している場合、BPD計測は困難 | 母体に対してあお向けの場合も同様 |

　プローブの位置を変えてみても基準断面が出しにくい場合は、無理をせず他の部位の計測や観察を先に行い、胎児の向きが変わるのを待ったり、患者に側臥位になってもらい胎動を促したりしてみるとよいでしょう。

● 大腿骨長（femur length：FL）

　大腿骨の長軸が最も長く、両端の骨端部まで描出される断面において、大腿骨化骨部分両端のエコーの中央から中央までを直線的に計測するものです（図23）。

　プローブを脊椎→胎児殿部前方に移動すれば、大腿骨長軸を描出できます。

　大腿骨は1本、下腿骨は2本描出されるので、その区別は比較的容易ですが（写真28）、大腿骨と上腕骨との区別は見た目では分かりにくいので、必ず殿部からのつながりで確認するようにします。

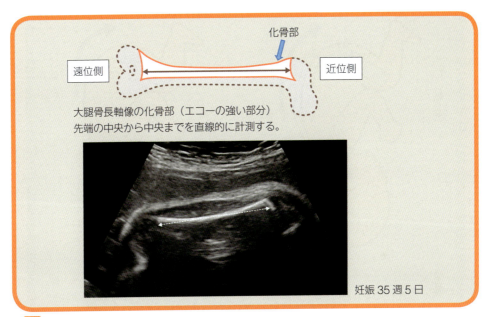

図23 FLの計測

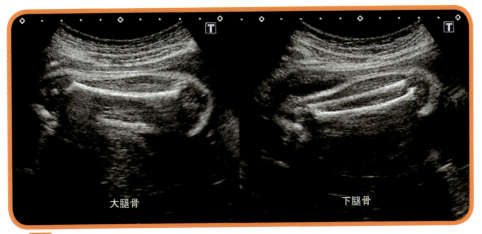

写真28 大腿骨と下腿骨
妊娠21週4日。大腿骨は1本、下腿骨は2本（脛骨・腓骨）が描出される。

Column
FL描出のコツ

　FLをきれいに映し出すには、大腿骨の長軸方向に沿った向きに、プローブをきちんと合わせることです。胎児は母体の中で足を前に出しているか、あるいは足を抱え込むように丸くなっていることが多いことを念頭に、足の付け根を支点にプローブを回転させれば、大腿骨長軸を探すのは、そんなに難しくありません。

大腿骨描出のコツ①　　　　　　　　大腿骨描出のコツ②

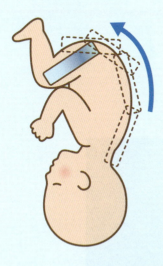 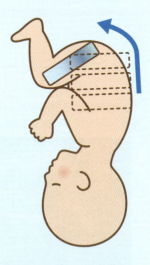

　胎児頭部から脊椎をたどって胎児の殿部までプローブを移動します。殿部からさらに胎児の前方へ少しプローブを移動させると、大腿骨の一部が描出されます。
　FL計測断面を描出するためには、捉えた大腿骨の一部を見失わないようにしながら、プローブを大腿骨長軸方向に沿った向きに回転させるような感じで合わせていきます。
　その時点での胎向から、大腿がどの方向に伸びていくかを考えながらプローブを動かすのがポイントです。

　胎児の腹部横断像から殿部方向へ、横断面像を見ながらプローブを移動させていき、大腿骨の一部を捉える方法もあります。その後の走査は①と同様に行います。

● 腹部周囲長（abdominal circumference：AC）

　胎児軀幹縦断像に直交する断面で、胎児腹部の最大横断面を描写し、腹部外周の周囲長（AC）をエリプス（近似楕円）法にて測定するものです。胎児の胃胞が描出され、かつ臍静脈が腹部前後径の前1/3（3分の1）に位置する断面で計測します（図24・25）。また、腹部の前後径（APTD）を計測する際は皮膚の中央から中央まで、横径（TTD）ではプローブに近い皮膚の外側から反対側皮膚の内側までを計測します。ACは、その胎児がやせているか、正常であるかを知るうえで重要な指標となります。

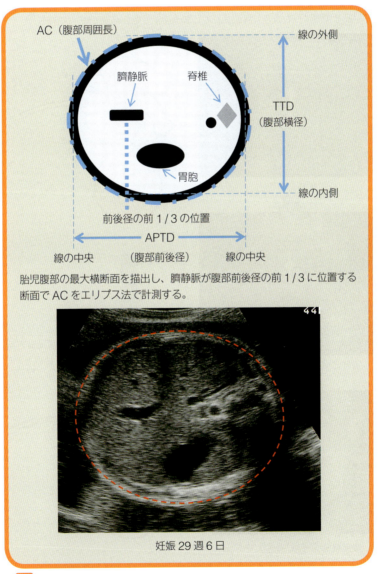

胎児腹部の最大横断面を描出し、臍静脈が腹部前後径の前1/3に位置する断面でACをエリプス法で計測する。

妊娠29週6日

図24　胎児腹部の計測

Column

AC 描出のコツ

　胎児の脊椎を描出し、脊椎に平行して走行する腹部大動脈ができるだけ長く描出できたところで 90°プローブを反時計方向に回転させると、胎児の腹部横断面が描出できます。AC を計測するのに適した断面が描出されるまで、プローブを胎児長軸に対して垂直に保ったまま頭尾方向に移動し、横断面の位置（高さ）を調整すればよいでしょう。

　胎児が動いてしまったり、一度でうまくいかない場合は、もう一度脊椎の長軸にプローブを戻し、90°回転するところからやり直してみることです。何度か繰り返すと、きっといい腹部横断面が描出できます。この際、プローブが胎児躯幹に対して斜めになっていると実際よりも大きく計測されてしまうので注意が必要です（図25）。

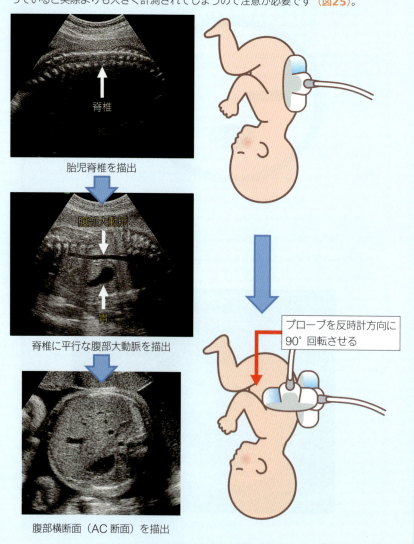

A ×
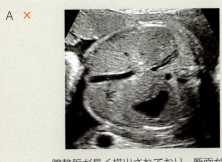
臍静脈が長く描出されており、断面が胎児長軸に直交ではなく斜めになっている。

B ○
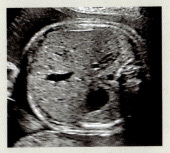
胃が描出され、臍静脈が腹部前後径の前1/3の位置に描出されている。

C ×
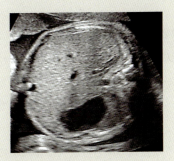
臍静脈が腹壁近くに描出されている。

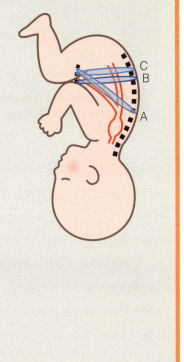

図25 胎児腹部横断面の計測位置

胎児体重の推定法と評価

　胎児各部の計測値から推定体重を算出し、妊娠週数別の胎児体重基準値と比較して、胎児の発育を評価します。胎児推定体重の算出には、日本超音波医学会用語・診断基準委員会の胎児計測標準化小委員会より以下の式が公示されています。

$$\text{推定胎児体重（EFW）} = 1.07 \times BPD^3 + 0.30 \times AC^2 \times FL$$

　　AC：エリプス（近似楕円）法による腹部周囲長

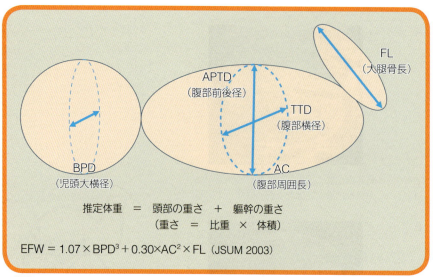

図26 胎児体重推定式とその理論

（日本超音波医学会 用語・診断基準委員会の胎児計測標準化小委員会より公示）

　なお、日本超音波医学会では、より簡便な手法であるエリプス法によるACを用いた式を統一法として推奨していますが、APTD × TTDとACの関係式を代入した以下の式を用いることも精度上問題はなく、どちらか慣れた計算法を用いてEFWを算出すればよいとしています（図26）。

- EFW = $1.07 \times BPD^3 + 3.42 \times APTD \times TTD \times FL$

　計測値から算出した胎児推定体重を実際の臨床の場で用いる場合には、推定体重±10％程度の誤差を見込んでおく必要があります。例えば、計測値から算定された体重が1,000gなら900〜1,100g程度、4,000gなら3,600〜4,400g程度と推定されます。

　特に骨盤位の胎児に多く見られるような長頭の場合は、大横径による評価では頭部が実際より小さく見積もられることに注意が必要です。

胎児発育不全（fetal growth restriction：FGR）

　妊娠中の胎児推定体重が、該当週数の一般的な胎児体重と比較して明らかに小さい場合を、胎児発育不全（fetal growth restriction：FGR）とします。出生体重が該当する在胎週数の標準出生体重と比較して小さい新生児（light for gestational age〈LGA〉児）は、周産期死亡率、精神発達遅延の発症率ともに非LGA児より高率であるため、LGA児となる可能性の高いFGRはハイリスク妊娠の一つです。従来、これには胎児発育遅延（intrauterine growth retardation：IUGR）という用語が用いられてきました

が、日本産科婦人科学会の『産婦人科用語集・用語解説集』では改訂第2版（2008年）より「IUGR」に代わって「胎児発育不全」という用語を使用しており、『産婦人科診療ガイドライン：産科編2017』でもFGRを採用しています。

FGRは、超音波所見において全体的に小さいsymmetrical FGRと、BPD・FLに対してACが特に小さいasymmetrical FGRに分類されます（表4）。前者は、遺伝的・素因的・染色体異常などの原因が挙げられ、妊娠の前期から発生することが多く、後者は子宮や胎盤の血流量減少・妊娠高血圧症候群などの妊娠合併症・母体栄養障害などが原因で、妊娠中期以降に発生するといわれています。

現在、「これ以下ならFGR」と明確に定められた基準はありませんが、『産婦人科診療ガイドライン：産科編2017』には、［FGR診断には、わが国においては、日本超音波医学会の公示（2003年）[4]および日本産科婦人科学会周産期委員会の報告（2005年）において「胎児体重の妊娠週数ごとの基準値」が示されており、胎児体重基準値（出生体重ではなく）を使用する］［FGRの診断基準としては胎児体重基準値の−1.5SDを当面の目安とし、その他の所見（羊水過少の有無、腹囲の測定値など）や、再検による経時的変化の検討から、総合的にFGRと臨床的に診断する］と示されています。

推定胎児体重からFGRを疑う場合、分娩予定日が正しく算定されているか、妊娠週数を再度確認する必要があります。また、胎児体重基準値は、日本超音波医学会において「胎児体重の妊娠週数毎の基準値」が公示されており、これを使用することが推奨されています（p.190、Appendix 表3〜9、図2〜5）。

表4 FGRの分類と特徴

	Symmetrical FGR	Asymmetrical FGR
原 因	内的因子（胎児自身の因子） 　染色体異常・TORCH症候群 　奇形症候群・遺伝的因子	外的因子（胎盤の物質交換障害など） 　胎盤機能不全・臍帯異常・喫煙 　妊娠高血圧症候群・母体栄養障害
発生時期	妊娠の比較的早期	妊娠中期から後期
頻 度	全FGRの20〜30%	全FGRの70%
予 後	有効な治療法はなく、一般的に予後は不良※	早期に診断し、環境因子改善の対策を行えば、予後は比較的良好
超音波所見	BPD、ACともに標準から逸脱し全体的に小さい	BPD、FLに対しACが特に小さい

※ただし母体の体格の遺伝的因子による個性は異常とはいえない。

（文献1〜3より引用改変）

2 胎児異常のチェック

　超音波検査では、胎児水腫や無脳症をはじめ、多くの胎児形態異常が診断可能です（図27）。

　胎児は、お腹の中でさまざまな方向を向き、活発に動きます。胎児の詳細の観察は、胎児の向きや動きに応じてプローブを動かしながら、できるだけ多くの断面において行う必要があります（図28～31）。

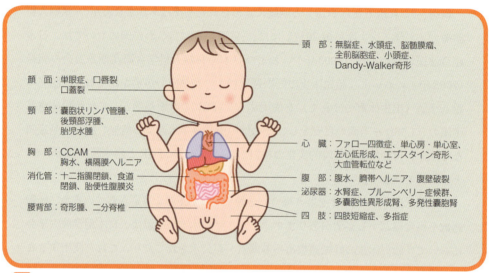

図27　出生前診断の対象となる主な胎児形態異常
（文献5より一部改変）

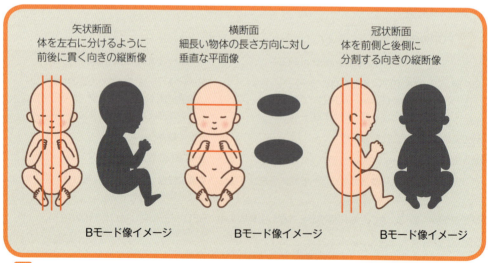

図28　胎児スクリーニングで基本となる3断面（走査に用いる標準断面）

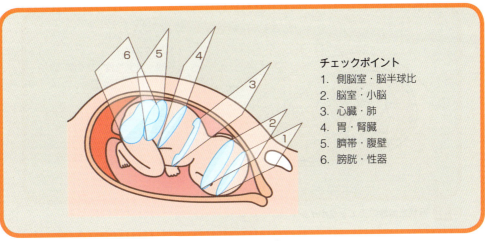

図29 横断面像のチェックポイント（6つの基本的横断面）[6]

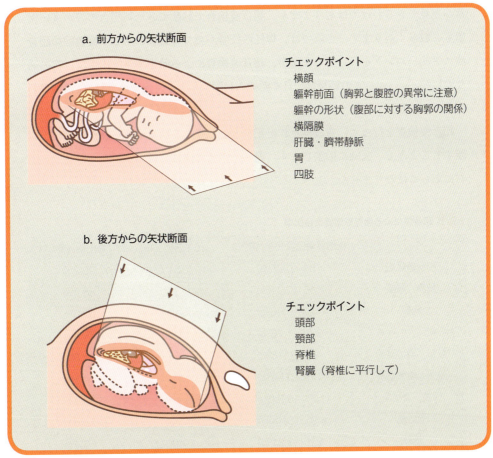

図30 矢状断面像のチェックポイント[6]

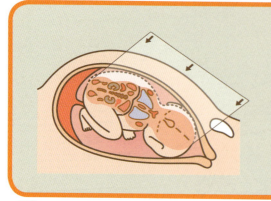

図31 冠状断面像のチェックポイント [5]

胎児形態異常検出率

　胎児の様子をできるかぎり細かく観察するように努力しても、もちろん全ての異常が発見できるわけではありません。超音波検査で診断できない場合の方が多い疾患も、数多くあります。当院では、専任の技師が全ての妊婦に対して複数回の超音波スクリーニングを行っていますが、超音波検査による胎児異常検出率は、次の通りでした（表5・6）。この結果は、日本産婦人科医会による外表奇形登録の結果（表7）と、ほぼ一致しています。

　超音波検査を行って、普段見なれた正常像とは異なる所見が得られた場合は、速断することなく、医師に相談します。安易に患者に異常を告げるような行為は、絶対にあってはなりません。

表5 超音波による胎児形態異常検出率

	形態異常児数（有病率%）	出生前検出数	検出率（%）
中枢神経系	53（0.25%）	51	96.2%
顔面・頸部	65（0.31%）	36	55.4%
胸部	13（0.06%）	12	92.3%
心臓・大血管系	372（1.76%）	154	41.4%
腹部・消化器系	39（0.18%）	28	71.8%
泌尿・生殖器系	119（0.56%）	112	94.1%
四肢・骨格系	71（0.34%）	24	33.8%
その他	93（0.44%）	73	78.5%
総計	825（3.91%）	490	59.4%

n = 21,099　　　　　　　　　　　　　　　　　　　（2004〜2014年、小阪産病院）

表6 出生前検出率にみた胎児形態異常

①検出率が75%以上であった疾患
　無脳症、水頭症、側脳室拡大、上気道閉鎖症、嚢胞性頸部リンパ管種、CCAM、ファロー四徴症、両大血管右室起始、完全大血管転位症、総動脈管症、左心低形成、腹壁破裂、臍帯ヘルニア、横隔膜ヘルニア、多嚢胞性異形成腎、多発性嚢胞腎、水腎症、腎欠損、腹水、胎児水腫、十二指腸閉鎖、食道閉鎖、卵巣嚢腫、裂手、四肢短縮、内反足
②検出率が25～75%の間であった疾患
　口唇・口蓋裂、髄膜瘤、ダウン症候群、大動脈縮窄症、心室中隔欠損、肺動脈狭窄、消化管閉鎖・狭窄
③検出率が25%以下であった疾患
　口蓋裂、耳介異常、外耳道閉鎖、総肺静脈還流異常症、尿道下裂、多指（趾）症、合指（趾）症、鎖肛、皮膚洞

（2004～2014年、小阪産病院）

表7 形態異常の発見時期

区分	奇形児数	発見率（%）
妊娠中	1,515	54.22%
出生時	350	12.53%
出生後	929	32.96%
合計	2,794（※無記入8を含む）	100.00%（※無記入0.29%を含む）

（日本産婦人科医会. 平成26年度外表奇形等統計調査結果：全国集計. n＝113,033）

胎児頭部の観察

　妊娠中期以降の子宮内では、胎児側頭部が母体の腹壁に対して平行に位置している場合が多く、またそのような場合は観察にも適しています。

　胎児頭部の位置を確認後、BPD測定の断面を描出し、それを基準に胎児の上下（頭尾）方向にゆっくりプローブを移動させます。脳構造物は、正中ライン（ミッドラインエコー）を挟んで位置や大きさが鏡面像のように左右対称に存在するため、プローブを動かしながら正中ラインを指標に頭部全体の左右の対称性を確認します。また正常では楕円形・高輝度に描出される頭蓋骨の外側に突出する異常を認めないか、その連続性や頭蓋の形にも気を付けましょう。

　標準的な3横断面（**図32・33**）を理解しておくと異常の有無をチェックすることができますが、特に透明中隔腔・側脳室のatrium幅・大槽の大きさなどは、確認しておきたいポイントです。

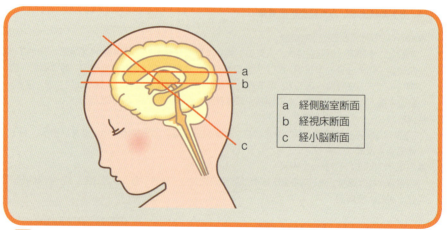

図32 胎児頭部の標準的3横断面 　　　　　　　　　　　　　　　　　　　　　　　　（文献6より引用改変）

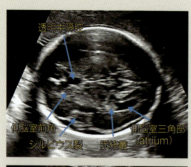

a. 経側脳室断面
BPD断面よりやや頭頂での断面
前方1/3に透明中隔腔
後方に側脳室三角部が描出される

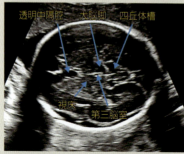

b. 経視床断面
BPD計測断面
透明中隔腔、視床、四丘体槽
正中線のほぼ中央に第三脳室が
描出される

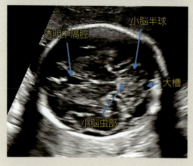

c. 経小脳断面
BPD断面から後頭蓋窩に下げた断面
左右の小脳半球と正中部分の虫部
小脳後方に大槽が描出される

図33 胎児頭部の観察（標準三断面）

1 頭部の異常

● レモンサインとバナナサイン

　前頭骨の重積から両側の前頭部が陥没した状態になり、頭蓋の形がレモンのように見えるものをレモンサイン、小脳半球が脳幹部を包むように前方に向かってバナナ状に彎曲して見えるものをバナナサインといい、Arnold-Chiari 奇形（Ⅱ型）で現れます（写真29）。二分脊椎を高率に合併するので、このサインに気付いた場合は、脊椎を詳しく観察します。

● 水頭症（側脳室幅／大脳半球幅の測定）

　脳脊髄液の循環過程に障害があるため、頭蓋内に髄液が異常貯留し、脳室の拡大を引き起こした状態です（写真30）。超音波では側脳室の拡大像を認め、側脳室の

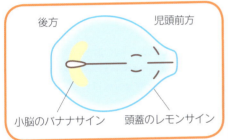
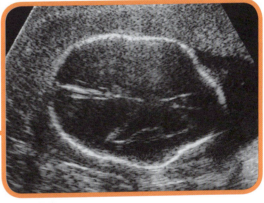

写真29 レモンサイン

妊娠24週1日の胎児頭部。40週0日で3,060gの児を分娩。腰仙部に髄膜瘤を併発していた。側脳室の拡大とレモンサインが認められる。

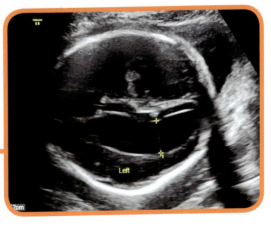

写真30 脳室拡大

妊娠29週4日の胎児頭部。著明な左側の脳室拡大が認められる。脳室幅15.2mm（正常10mm以内）。

atrium 幅の測定値（正常 10mm 以下）や、「側脳室径（lateral ventricular width：LVW）／大脳半球径（hemispheric width：HW）」の測定が指標となります（**写真31、図34・35**）。脳室は、ミッドラインエコーよりプローブに近い側では見にくく、遠い側では見やすいので、そちらで測定するようにします。

● **全前脳胞症**

前脳半球・側脳室の形成不全であり、重症例ではミッドラインエコーの欠如・単

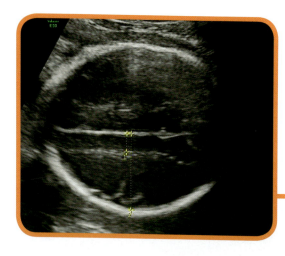

写真31 LVW／HWの測定

妊娠29週3日。正常児のLVW／HW測定写真。
LVW／HW ＝ 25％（0.25）。

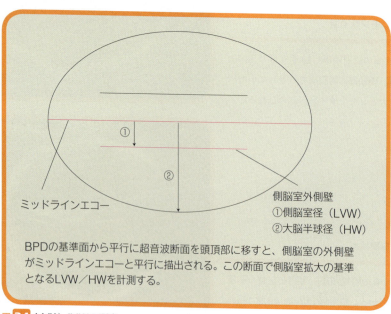

図34 LVW／HWの測定

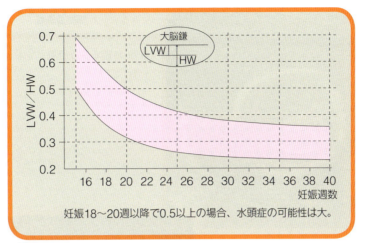

図35 妊娠週数に伴うLVW／HW比の推移[7]

脳室・左右視床の癒合など、特徴的な超音波所見が得られます。顔面正中部の形成不良のために顔面奇形を多発し、染色体異常（13トリソミーなど）との関連も深いといわれています（写真32）。

● 脈絡叢嚢胞（choroid plexus cyst：CPC）

BPD計測断面レベルで児頭後方の脈絡叢内に小嚢胞（大抵は1cm未満）を認めるものです（写真33-1）。片側性と両側性があり、大部分は妊娠25週ごろまでに消失します。一部に染色体異常と関連のある場合もありますが、手指・心臓・小脳形成などを確認し（写真33-2）、CPC単独で他の異常所見が何ら認められない場合は、臨床的意義は少ないとされています。

写真32 全前脳胞症

妊娠12週4日の全前脳胞症胎児の頭部。ミッドラインエコーの欠如、透明中隔の欠如が認められる。

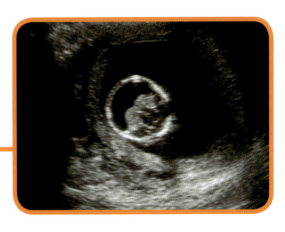

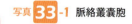

写真 **33**-1 脈絡叢嚢胞

妊娠20週0日の胎児に見られた両側性CPC（○）。

同症例の小脳（○）と後頭蓋窩（□）。多発奇形もあり、染色体検査の結果、18トリソミーであった。

> 胎児頸部・脊椎の観察

　脊椎は一つの骨ではなく、椎骨という小さな骨が24個つなぎ合わさってできています。椎骨の骨化は妊娠16週ごろからエコーで観察可能となり、妊娠20〜24週ごろには脊椎の尾側（下部腰椎・仙椎）まで骨化が確認できるようになります。妊娠中期以降の脊椎の観察では、脊髄髄膜瘤や仙尾部奇形腫などの腫瘍性病変の有無が胎児管理上、重要です。児の脊椎に平行にプローブを当てることで、比較的容易に全体像を描出できます。矢状断面での観察が主になりますが、3個の骨化中心を同時に描出できる横断面は、各椎体レベルで詳細な観察を行うのに便利であり、脊椎観察の際には矢状断面・横断面両方で行うことが望ましいとされています。

Column

胎児脊椎の観察

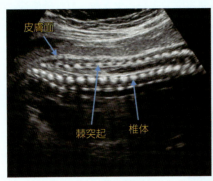
胎児脊椎の矢状断面
高輝度の椎体の背側に低輝度の脊髄と、棘突起、さらにその背側の皮膚面が描写される。

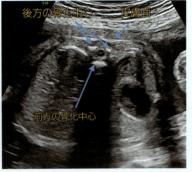
胎児脊椎の横断面
ほぼ三角形に配置する三つの骨化中心と、その背側で線状に描出される皮膚を各椎体レベルで確認することができる。

> **脊椎観察のポイント**
> 矢状断面では、上部脊椎から仙尾部まで連続して、椎体と棘突起が規則正しく整列して欠損なく描出されること、隆起性病変がないことを確認する。
> 横断面では、後方二つの骨化中心に異常な開大がないことを確認する。

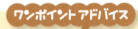

背部・殿部の隆起

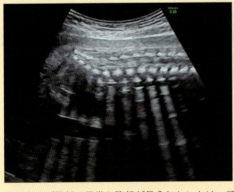
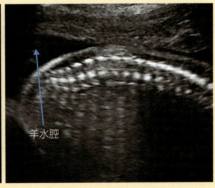

背部および殿部に異常な隆起が見られないかは、子宮壁と胎児の間に羊水がある方が観察しやすいため、空間的余裕のある時期に確認するとよい。

● 二分脊椎

　椎弓の欠損により髄膜瘤を生じるもので、主に腰仙部に見られます（写真34）。囊胞性の大きなものは超音波検査で十分診断可能ですが、小さな二分脊椎には、細かい観察が必要です。頭蓋の形態の変化（レモンサイン）から気付く場合もあります。

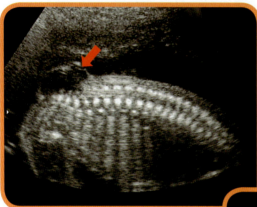

写真34-1 髄膜瘤

妊娠19週5日。胎児腰仙部の矢状断面で見られた髄膜瘤（←）。

写真34-2 髄膜瘤

冠状断面にて瘤の大きさは2.3 × 1.9cm大（○）であった。

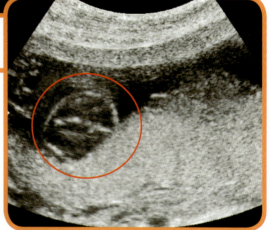

Column

脊椎描出のコツ

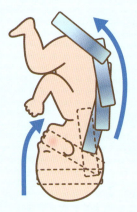

きれいな BPD 断面が描写できれば、頭部の構造から胎児の前方・後方が把握できます。

BPD 計測断面から 90°プローブを回転しながら胎児後方へ移動し、胎児頭部から尾側への向きに沿った方向にプローブを当てれば、胎児頸椎とそれに続く脊椎が描写されます。頸部から殿部まで脊椎を見失わずに連続して追いかけられるように、胎児の体の彎曲を計算に入れて、向きを修正しながらゆっくりプローブを動かすのがポイントです。特に、殿部のあたりは髄膜瘤の好発部位なので、念入りな観察を行います。

胎児の脊椎の描出は、胎児縦断像の把握や、横断面像への変換、胎向の確認など、いろいろな断面像の基本になるので、確実に殿部まで連続して追いかけられるように練習しましょう。

心臓の観察

胎児は肺呼吸をしておらず、血液のガス交換は胎盤で行われます。従って、胎児の循環動態は出生後のものと大きく異なり、肺に流れる血液はほんのわずかにすぎず、卵円孔や動脈管などの胎児期特有の短絡経路（シャント）によって、血液の大部分が頭部や下行大動脈に流入する仕組みとなっています（図36）。出生後の動脈管閉鎖によりチアノーゼを発症するような動脈管依存性の心疾患については、母体搬送の必要性を知るうえで、特に胎児期の出生前診断が有効です。

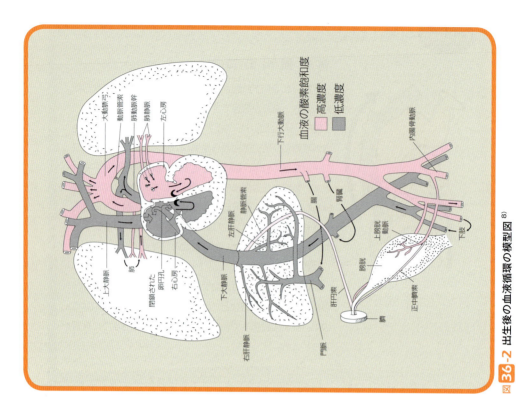
図 36-2 出生後の血液循環の模型図[8]

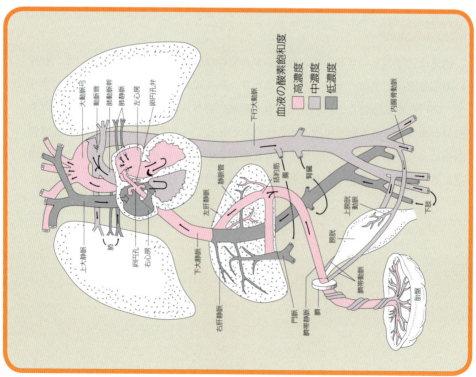
図 36-1 胎児血液循環の模型図[8]

1 胎児心臓観察のための基準7断面

日本超音波医学会の提唱する基準7断面（写真35-1〜7、図37）を全て確認するに

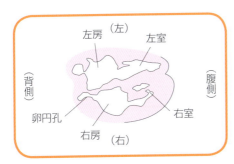
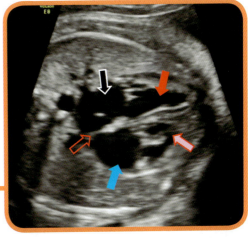

写真 35-1 心臓四腔断面

← 左室　⇐ 右室　← 右房
← 左房　⇐ 卵円孔

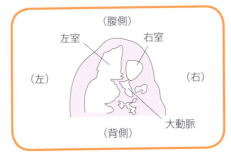
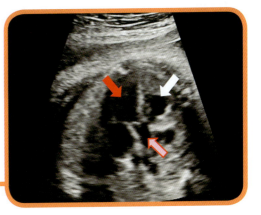

写真 35-2 左室流出路断面

← 左室　⇐ 右室　⇐ 大動脈

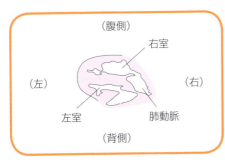
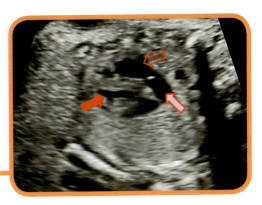

写真 35-3 右室流出路断面

← 左室　⇐ 右室　⇐ 肺動脈

119

は熟練が必要ですが、このうちスクリーニング用の基本としてまず挙げられるのが、四腔断面です。

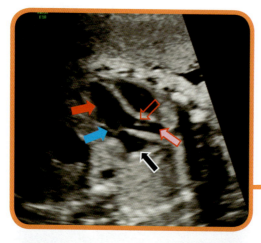
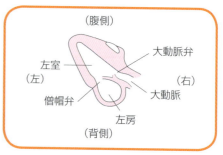

写真 35-4 長軸断面

← 左室　← 僧帽弁　← 左房
⇐ 大動脈　⇐ 大動脈弁

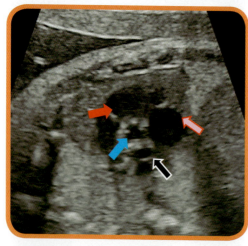
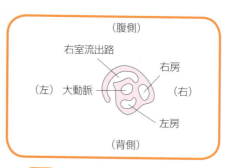

写真 35-5 短軸断面

← 右室流出路　← 大動脈　← 左房　← 右房

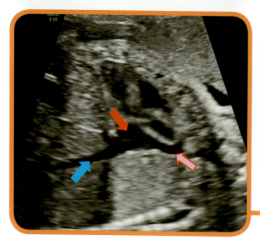
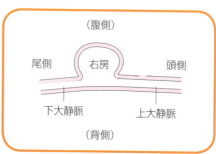

写真 35-6 右房流入路断面

← 右房　← 上大静脈　← 下大静脈

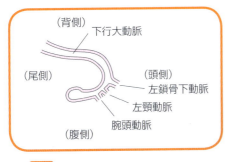
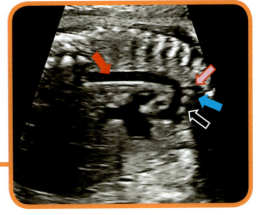

写真 35-7 大動脈弓断面

← 下行大動脈　⇐ 左鎖骨下動脈
⇐ 左頸動脈　← 腕頭動脈

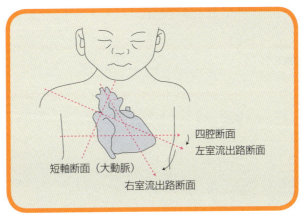

図 37 胎児心臓断面描出法[9]

● 胎児左右の判別の仕方

　心臓の観察を行う前に、胎児の左右を正しく判別することが重要です。複雑心奇形や横隔膜ヘルニアなどの疾患では、心臓や胃が右にあることは珍しくありません。心臓や胃のある方を左と判断するのではなく、まず胎児の左右を見極めたうえで、左側に胃や心臓があることを確認します（図38）。

● 四腔断面（four chamber view）

　四腔断面は胎児心臓の超音波診断で最も頻繁に用いられる基本の断面であり、描出自体は比較的容易であるものの、非常に多くの情報が含まれています。
　左右心房、心房中隔、卵円孔、左右心室、心室中隔、三尖弁、僧帽弁が観察でき、この断面で最も前胸部側に位置するのが右室、椎骨および下行大動脈の直前に位置

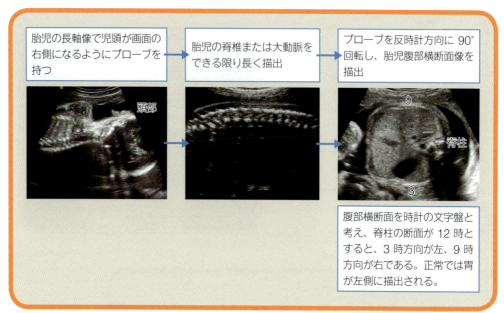

図38 胎児の左右の判別

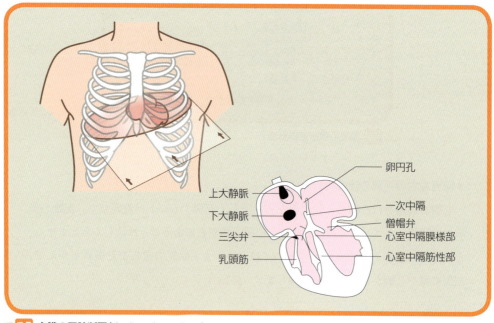

図39 心臓の四腔断面(4-chamber view)

するのが左房です（図39・40）。観察のポイントは、心臓が胸郭内の正中やや左側に位置しているかどうかと、軸、心房と心室の位置関係、房室弁の異常、心房・心室の大きさやバランス、心室中隔欠損の有無などに注意します。

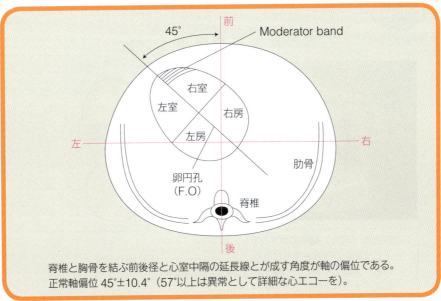

脊椎と胸骨を結ぶ前後径と心室中隔の延長線とが成す角度が軸の偏位である。
正常軸偏位 45°±10.4°（57°以上は異常として詳細な心エコーを）。

図40 四腔断面と心臓の軸偏位[10]

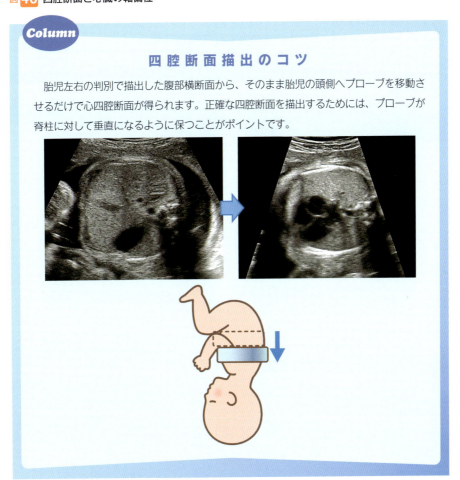

Column
四腔断面描出のコツ

胎児左右の判別で描出した腹部横断面から、そのまま胎児の頭側へプローブを移動させるだけで心四腔断面が得られます。正確な四腔断面を描出するためには、プローブが脊柱に対して垂直になるように保つことがポイントです。

Column

四腔断面の観察ポイント

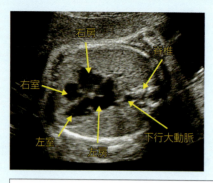
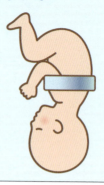

心四腔断面（4CV）観察のポイント
　下行大動脈が脊椎左前方にある。
　心臓が左側に位置し、心臓の軸は45°くらい左向き。
　心臓の大きさは胸郭の3分の1以下。
　2心房2心室であり、左右の心室・心房はほとんど同じ大きさである。
　心房中隔のフラップが左側に向かっている。
　房室弁は右心室側（三尖弁）の方が左室側よりやや心尖部寄りである。
　大きな心室中隔欠損がなく、一定のリズムで動いている。

● 左室・右室の流出路

　四腔断面の確認のみでは発見できない心疾患の中に、大血管の異常が多く含まれます。四腔断面の観察後、そのままプローブを胎児頭側に平行移動する、あるいは

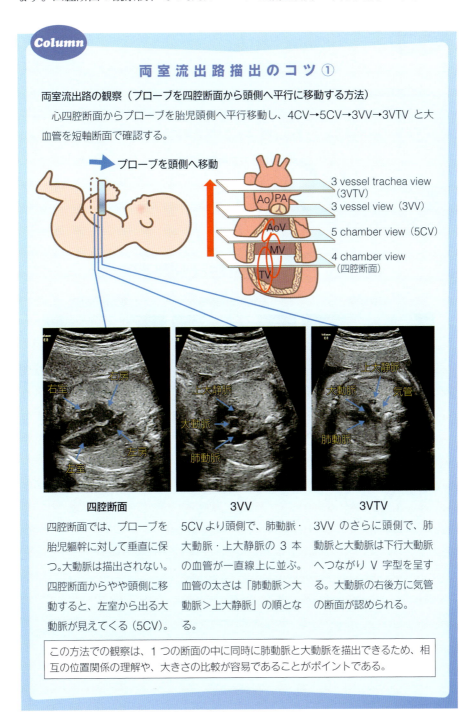

両室流出路描出のコツ①

両室流出路の観察（プローブを四腔断面から頭側へ平行に移動する方法）

　心四腔断面からプローブを胎児頭側へ平行移動し、4CV→5CV→3VV→3VTV と大血管を短軸断面で確認する。

四腔断面
四腔断面では、プローブを胎児軀幹に対して垂直に保つ。大動脈は描出されない。四腔断面からやや頭側に移動すると、左室から出る大動脈が見えてくる（5CV）。

3VV
5CVより頭側で、肺動脈・大動脈・上大静脈の3本の血管が一直線上に並ぶ。血管の太さは「肺動脈＞大動脈＞上大静脈」の順となる。

3VTV
3VVのさらに頭側で、肺動脈と大動脈は下行大動脈へつながりV字型を呈する。大動脈の右後方に気管の断面が認められる。

この方法での観察は、1つの断面の中に同時に肺動脈と大動脈を描出できるため、相互の位置関係の理解や、大きさの比較が容易であることがポイントである。

頭側に超音波断面を傾けることで、左室から右後方に向かう上行大動脈や、大動脈と交差して右前から左後方に向かう肺動脈を描出することができます。この両心室の流出路を確認しておくと、スクリーニングの精度はかなり高くなります。

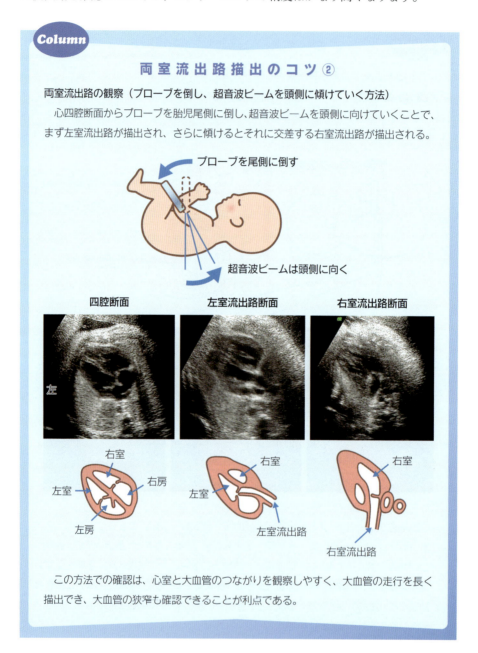

Column 両室流出路描出のコツ ②

両室流出路の観察（プローブを倒し、超音波ビームを頭側に傾けていく方法）

心四腔断面からプローブを胎児尾側に倒し、超音波ビームを頭側に向けていくことで、まず左室流出路が描出され、さらに傾けるとそれに交差する右室流出路が描出される。

この方法での確認は、心室と大血管のつながりを観察しやすく、大血管の走行を長く描出でき、大血管の狭窄も確認できることが利点である。

2 心臓四腔断面での異常（写真36）

　心臓四腔断面に異常の現れる心疾患は、両流出路の異常に比べると、出生前に検出しやすいといえます。当然ながら正常像からの隔たりが大きいほど見つけやすく、重症度も高いものが多くなります。

写真 36-1 多発性心臓内腫瘍

妊娠28週3日。四腔断面にて、高輝度な腫瘤像（←）を認める。

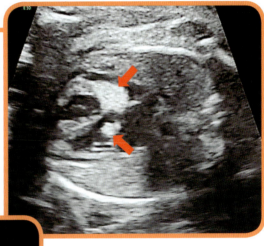

写真 36-2 エプスタイン病

妊娠29週4日。三尖弁閉鎖不全のため四腔断面において右房（←）が著明に拡大している。

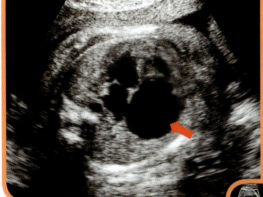

写真 36-3 心室中隔欠損

妊娠35週4日の四腔断面像。カラードプラにて心室中隔欠損（←）が認められた。

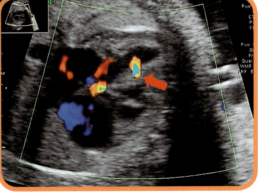

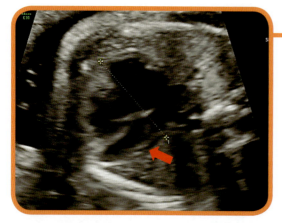

写真 36-4 左心低形成

妊娠30週3日。四腔断面にて左心室（←）の低形成を認める。

心臓以外の胸部の観察

　心臓の四腔断面が得られた像で、心臓の周りの、均一なやや高輝度の充実性部分が左右の肺です（写真37）。肺の低形成は出生直後の急変につながるので出生前診断の価値も大きいのですが、超音波による低形成の程度の評価は、まだ確立されたものではないようです。胸部の観察ポイントは、肺野のエコーレベル、囊胞像の有無、心臓の右側への偏位の有無、胸水の有無などです。

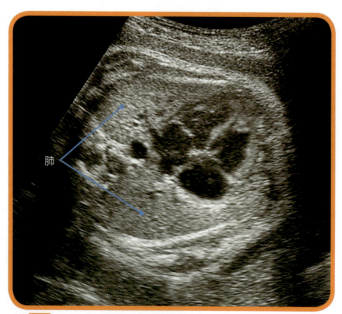

写真 37 肺

肺は、心臓の周囲に、均一でやや高輝度の充実性部分として描出される。

1 胸部の異常

●先天性横隔膜ヘルニア（congenital diaphragmatic hernia：CDH）

横隔膜の形成不全で、大部分が正中より左側に発症します。腹腔内の臓器（胃、腸管、肝臓など）が胸腔内に陥入するため、心臓は右方へ偏位し、肺は圧迫され低形成となります（写真38）。

●先天性嚢胞性腺腫様奇形
（congenital cystic adenomatoid malformation of the lung：CCAM）

肺の形成異常で、超音波では肺野に嚢胞像が見られます。嚢胞の大きさによって3型に分類（Ⅰ型；嚢胞が2cm以上、Ⅱ型；嚢胞が0.5〜1cm、Ⅲ型；5mm以下の小嚢胞が多数集合）されますが、Ⅲ型では嚢胞像ではなく高輝度の腫瘤エコーとして描出されます。重症例では、羊水過多や胎児水腫を認めます（写真39）。

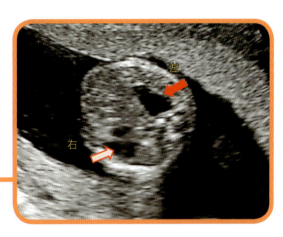

写真38 横隔膜ヘルニア

妊娠18週0日の骨盤位。心臓（⇐）の右側偏位と胃胞（←）の胸腔内陥入を認めた。

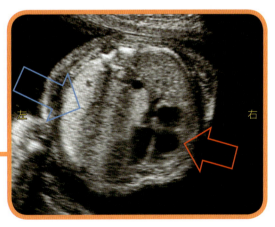

写真39 先天性嚢胞性腺腫様奇形（CCAM）

24週2日、左肺野に高輝度の腫瘤エコー（⇐）が認められ、心臓（⇐）は右方へ圧排されている。

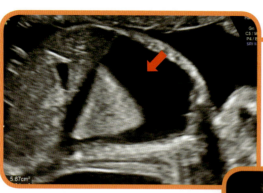

写真 **40**-1 胸水（縦断像）

妊娠24週4日。胸水（←）が認められる。

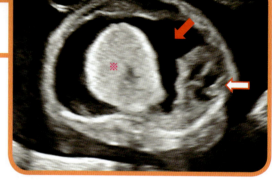

写真 **40**-2 胸水（横断像）

左胸腔内に高輝度な病変（※）を認め、胸水（←）が貯留し、心臓（⇐）は右方に圧排されている。診断は肺分画症であった。

● 胸　水

　胸水は一側性、あるいは両側性があり、胎児水腫や何らかの胎児異常に続発して起こる場合と、原発性の場合があります。超音波では肺周囲のエコーフリースペースとして観察され、合併奇形の有無にも注意が必要です**（写真40）**。

胎児腹部の観察

　胎児の腹部は横断面と矢状断面の両方で確認する必要があります。腹部の臓器というと、たくさんあって難しいような気がしますが、スクリーニングでは確認するポイントを絞っておくと、実施しやすくなります。

1　胎児腹部横断面

● 胃部横断面

　胎児計測で腹囲（AC）を計測する際に用いる断面は、同時に胎児腹部の重要な観察断面でもあります。胃胞が左側に見られるかは、必ず確認しましょう（胎児の左

右の判別参照)。胃胞が見られない、あるいは極端に小さい場合、食道閉鎖などの疾患の可能性もあるので、羊水量にも注意します。胃胞からやや下の断面で、正中より右側に胆嚢が描出されます。その他には、臍静脈や脊柱の横断面の前方に下行大動脈の輪切りが見られますが、これ以外に嚢胞状のエコーが見られないことを確認します。

● 腎臓部横断面

胃部横断面から胎児の尾側方向へ平行にプローブを移動させ、両側腎臓や膀胱などを観察します。腎盂に拡大があればエコーフリースペースが描出され、大きなものは横断面での腎盂前後径を計測します。膀胱が正常に見られることや、それ以外に余分な嚢胞状のスペースが見られないことを確認します。

2 胎児軀幹矢状断面

胎児の前方からの矢状断面では、横隔膜や腹壁、臍帯付着部の観察ができます。腹壁破裂や臍帯ヘルニアなどの異常が発見できる断面です。後方からの矢状断面では、頸部や脊椎、腎臓の観察(写真41)が可能です。

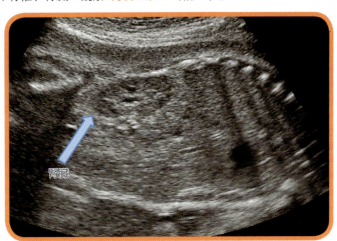

写真 41 胎児後方からの矢状断面像(腎臓部の縦断面像)
妊娠28週3日の症例。

Column

胎児腹部の観察のコツ（横断面での確認）

胸部横断面から胎児殿部に向かってプローブを移動していきます。

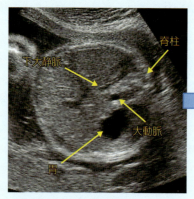

①胃部横断面

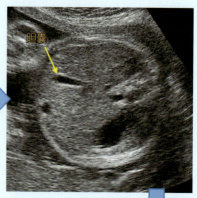

②胆嚢部横断面

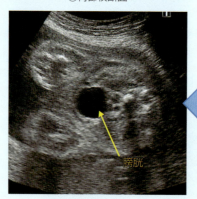

④膀胱部横断面

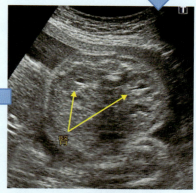

③腎臓部横断面

腹部横断面の確認ポイント
①胎児左側に羊水を満たした胃が描出され、脊柱横断面の左前方に大動脈、そのやや右前方に下大静脈の断面が描出される。
②正中よりやや右側に胆嚢が描出される。
③脊椎の両側に腎臓が2つ描出され腎盂拡張や嚢胞像を認めない。
④膀胱が描出される。
①〜④を確認し、胃・胆嚢・膀胱以外に、余計な嚢胞像が見られないことが確認のポイントである。

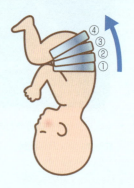

Column

胎児腹部の観察のコツ（矢状断面での確認）

プローブを胎児軀幹の長軸方向に合わせ、矢状断面を描出します。

できるだけ正中に近い胎児前方（胎児脊椎のある反対側）からアプローチできれば、胎児腹壁や臍帯起始部、横隔膜の観察がしやすくなります。正中だけでなく、断層像を胎児の左右に振るようにしてくまなく観察します。

胎児が母体に対してうつ伏せに存在する場合は、前方からの断面像は描写困難です。

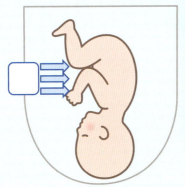
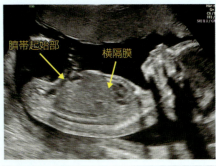

確認ポイント
横隔膜
腹壁はスムーズか
臍帯の起始部に突出は見られないか

後方からの矢状断面では、頸部や脊椎、腎臓などの観察が行えます。脊椎の観察断面とほぼ同様の走査になりますが、正中だけでなく胎児の左右に断面を振ってくまなく観察します。

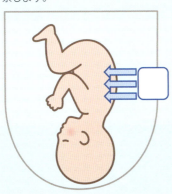
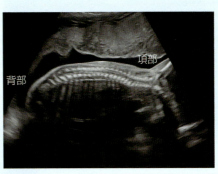

確認ポイント
項部の肥厚
左右腎臓の長軸像
背中・殿部に異常な隆起や皮膚の欠損は見られないか

3　腹部の異常

●臍帯ヘルニア

　妊娠 12 週以降に、臍帯内に腸管や他の内臓が脱出している場合をいいます。脱出部はヘルニア嚢に覆われた腫瘤として、腹壁に連続して認められます (図41、写真42)。染色体異常に関連する確率が高く、他の合併奇形にも留意する必要があります。

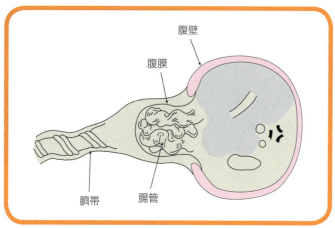

図 41 臍帯ヘルニアの模式図 [11]

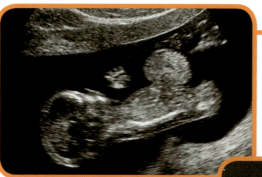

写真 42-1 臍帯ヘルニア

妊娠 12 週 5 日。腹部から内臓が脱出している。

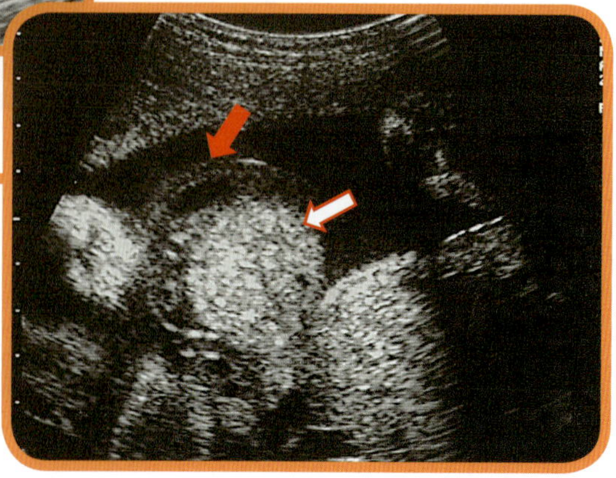

写真 42-2 臍帯ヘルニア

同症例。突出した肝臓（⇦）とヘルニア嚢（←）が認められた。

● 腹壁破裂

　腹壁に欠損があり、小腸などの腹部臓器が直接羊水中に脱出した状態をいいます。主に臍輪部の右側に発症し、臍帯は腹壁欠損部の左側に正常に付着しており、合併奇形や染色体異常との関連は低いといわれています（図42、写真43）。

● 食道閉鎖

　食道の口側と噴門側が離断したものをいい、一般に羊水の嚥下障害により羊水過多となり、胃胞は認められないか、非常に小さくなります（写真44）。しかし、食道

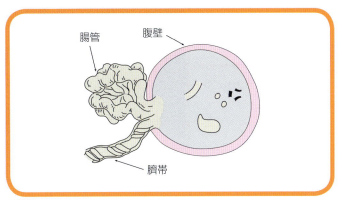

図42 腹壁破裂の模式図[11]

写真43-1 腹壁破裂

妊娠13週4日。胎児腹部から内臓の突出が認められる（←）。

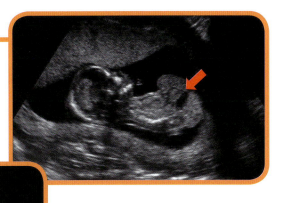

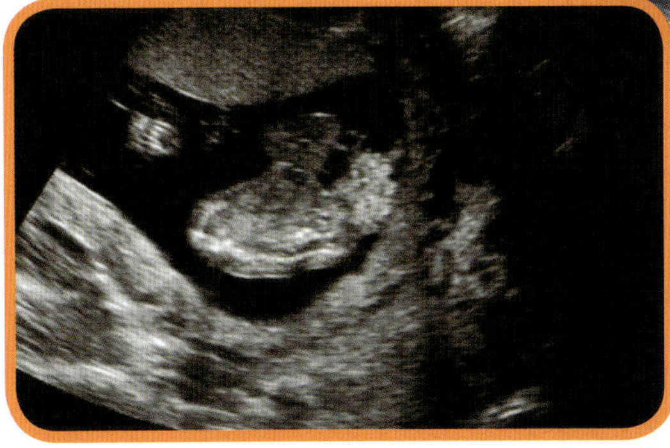

写真43-2 腹壁破裂

同症例の突出部。

135

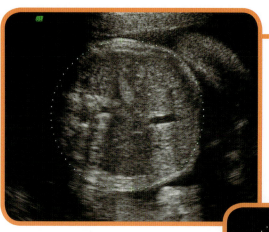

写真 44-1 食道閉鎖

妊娠28週2日。腹部横断像で胃胞が確認できず。

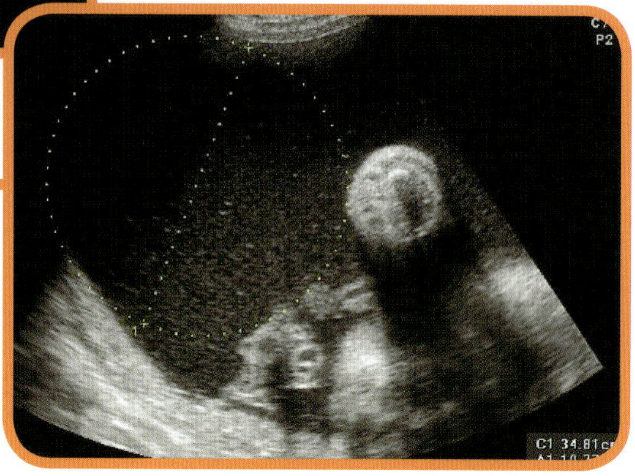

写真 44-2 食道閉鎖

同症例の羊水ポケット10.8cm。羊水過多が認められ、食道閉鎖を疑った。

閉鎖の約90％に気管食道瘻が存在し、羊水は気管を経て胃に流入することもあり、必ずしも胃胞の存在によって食道閉鎖を否定できるわけではありません。

● 十二指腸閉鎖

　消化管閉鎖の中では最も頻度が高く、染色体異常との関連も深い疾患です。通過障害により、胃胞および閉鎖部位上部での十二指腸の拡張をきたし、いわゆる"ダブルバブルサイン"といわれる特徴的な2つの嚢胞像が描出されます(写真45)。2つの嚢胞像には連続性があり、蠕動によって形状が変化することから、他疾患との鑑別ができます。また、羊水過多が多くに認められます。

● 小腸閉鎖

　小腸（空腸・回腸）閉鎖は十二指腸閉鎖に次いで頻度が高く、超音波では腹腔内に拡張した腸管が複数の嚢胞像として認められます。羊水過多は、閉塞部位が下部であるほど頻度は少なく、出現時期も遅くなります(写真46)。

写真 45-1 十二指腸閉鎖

妊娠31週0日。ダブルバブルサインを認める。

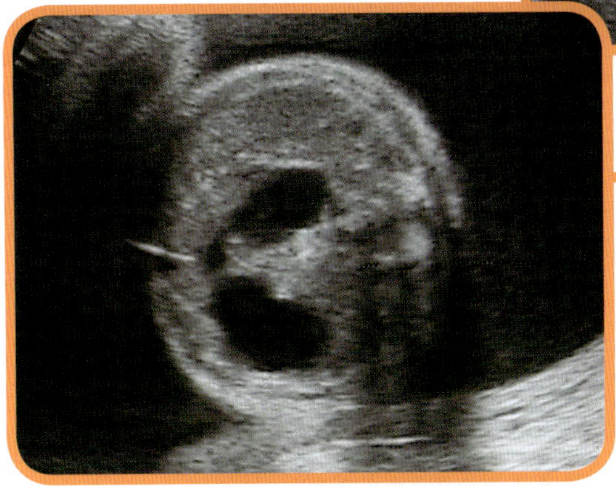

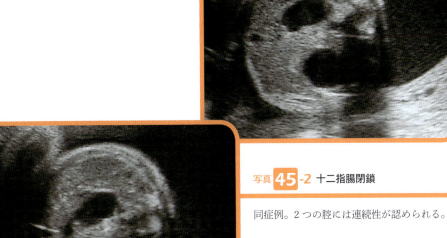

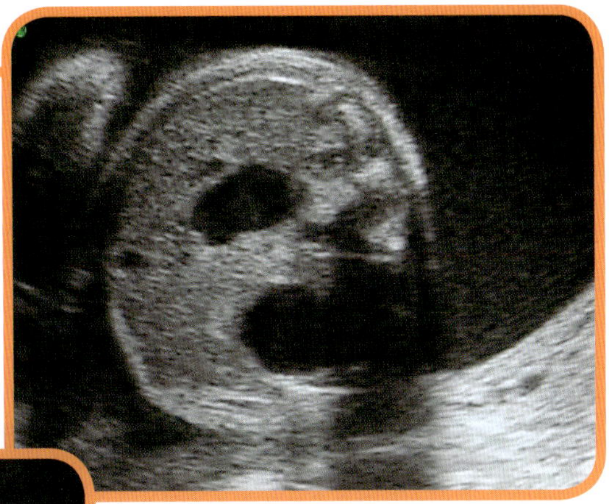

写真 45-2 十二指腸閉鎖

同症例。2つの腔には連続性が認められる。

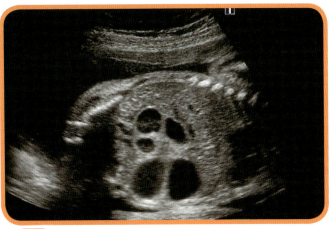

写真 46 小腸閉鎖 妊娠27週5日。腹腔内に拡張した腸管を認める。

● **胎便性腹膜炎**

　腸管が何らかの原因で穿孔し、胎便が腹腔内に漏出することによって起こる無菌性腹膜炎です。発症後の時間経過により超音波所見は変化しますが、典型例では、内部エコーを有する腹水の貯留や腹壁・腸管表面の石灰化像などが認められ、羊水

写真 **47**-1 胎便性腹膜炎

妊娠32週4日。内部エコーを有する腹水の貯留を認める。

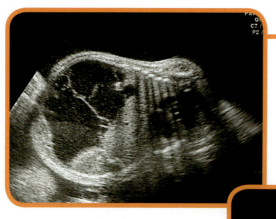

写真 **47**-2 胎便性腹膜炎

同症例の腹部横断像。

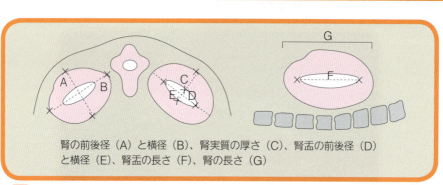

腎の前後径（A）と横径（B）、腎実質の厚さ（C）、腎盂の前後径（D）と横径（E）、腎盂の長さ（F）、腎の長さ（G）

図 **43** 超音波断層法による腎計測[12]

過多も多く出現します（写真47）。

● 閉塞性尿路疾患

　腎臓でつくられた胎児尿が、尿管から膀胱、さらに尿道から羊水中へ排出される過程において、尿路のいずれかの閉鎖により、閉鎖部位の上部で拡張をきたすものです。腎盂尿管移行部で閉塞が起こると、超音波所見では腎盂の拡張像が認められます（図43・44）。腎臓レベルの腹部横断面で、拡張した腎盂の前後径が1cm以上

ある場合、水腎症と診断されます（写真48-1）。尿管膀胱移行部の閉塞では、腎盂および尿管の拡張像が見られます（写真48-2）。胎児水腎症は一部の重症例を除き、出生後に正常化するものも多いとされています。

尿道閉鎖では、膀胱は拡張し巨大膀胱となり、胎児尿の産生がないために羊水過少となります（写真49）。この場合は、胎児肺の成熟が得られず肺低形成になるため、胎児治療が行われる場合もあります。

grade	超音波所見
0	腎盂拡張なし
1	腎盂のみ拡張・腎杯拡張なし
2	腎盂拡張あり・腎杯数個拡張
3	すべての腎杯が拡張
4	すべての腎杯が拡張し腎実質の菲薄化

（文献 13、14 より引用一部改変）

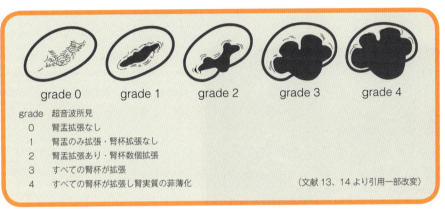

図44 先天性胎児水腎症の重症度分類（Society of Fetal Urology〈SFU〉分類）

写真48-1 水腎症

妊娠 37 週 3 日。胎児腎臓部横断像にて両腎盂の拡張（右 14mm、左 12mm）が認められる。

⬅ 左腎臓　⇦ 右腎臓

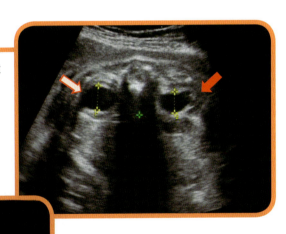

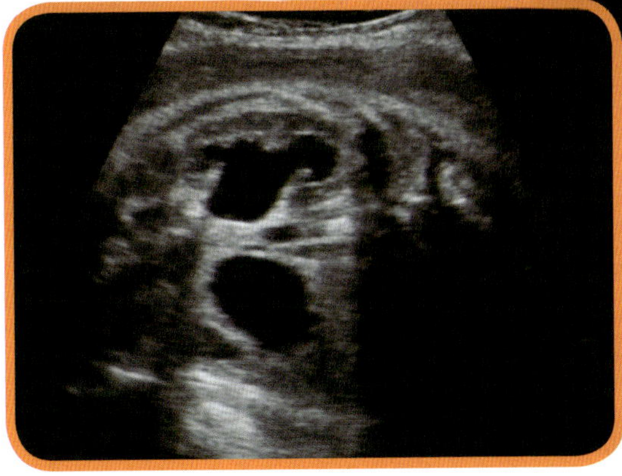

写真48-2 水腎症

同症例の冠状断像。

● 囊胞性腎疾患

　多嚢胞性異形成腎（multicystic dysplastic kidney：MCDK）と多発性嚢胞腎（polycystic kidney）があり、MCDKでは腎臓が描出されるべき位置に、大小さまざまな複数の嚢胞像が認められます（写真50）。片側性のことが多いですが、腎の異形成であり腎機能は障害されているため、両側性の場合は尿が産生されず、ポッター症候群となります（Potter II型）。

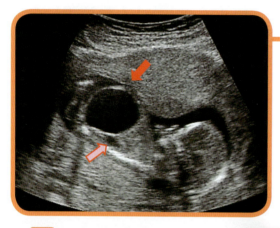

写真 **49** 尿道閉鎖

妊娠14週0日。著明な膀胱（←）の拡張が認められ、腎盂（⇐）も拡張している。

写真 **50**-1 多囊胞性異形成腎

妊娠19週4日の胎児前額断面。左側の腎臓（○）に大小複数の囊胞が認められた。

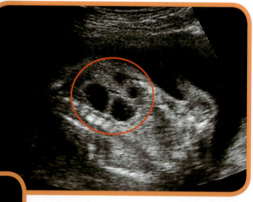

写真 **50**-2 多囊胞性異形成腎

同症例の横断像。

多発性嚢胞腎では、腎実質内の嚢胞は小さすぎて超音波上では嚢胞像としては認められず、腎臓部は高エコーの腫大した腫瘤像となります（写真51）。両側性で羊水過少を伴う場合、予後は不良です（Potter Ⅰ型）。

● 胎児腹水

胎児の横隔膜よりも尾側で、内臓の周囲に液体の貯留が認められます（写真52）。

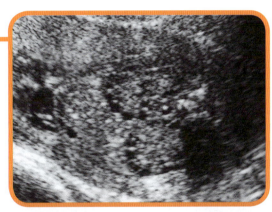

写真 51 多発性嚢胞腎

妊娠20週1日。

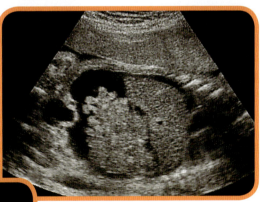

写真 52-1 腹水貯留

妊娠29週5日。胎児の矢状断面像で横隔膜下に腹水の貯留が認められる。

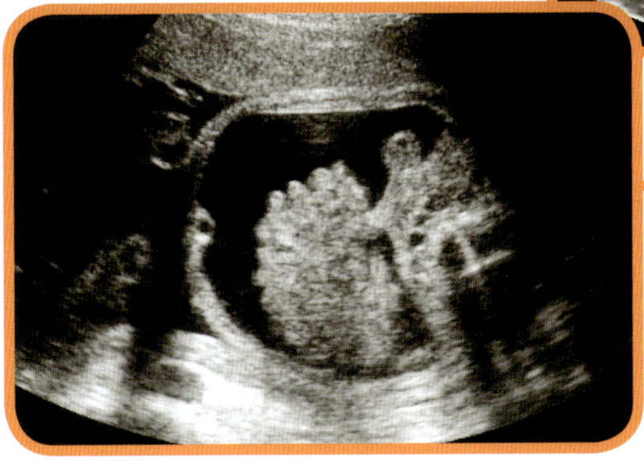

写真 52-2 腹水貯留

同症例の腹部横断像。

●胎児卵巣嚢腫

　胎児が女児であり、下腹部に円形または楕円形の、正常では見られない嚢胞像が認められる場合、本症を疑います。膀胱像が別にあり、腎臓や腸管との連続性が認められないことを確認します（写真53）。ほとんどの場合、片側性・単胞性・良性で、出生後に自然に縮小するものが多いとされています。

四肢の観察

　FL短縮の超音波所見は、胎児発育不全・染色体異常・骨系統疾患などの病的状態を示唆するものの、その中で最も多いのは正常胎児であり、ガイドラインには、胎児異常を疑うFL短縮の基準として、「−3〜−4SDより短い場合とするのが適切」と記載されています。スクリーニングでは、大腿骨の計測のあと、四肢の数を数え、可能であれば足底や手指の形態も確認します。

1 四肢の形態異常

　稀ではありますが、骨・軟骨の疾患により四肢の短縮や変形を来すことがあります。
　全身性に現れる骨疾患には、遺伝病や染色体異常に関連するもの、生命予後の不

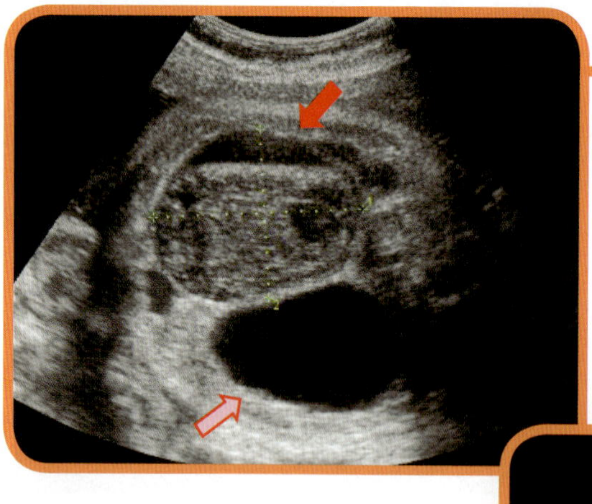

写真 53-1 胎児卵巣嚢腫

妊娠35週1日。膀胱（⇐）に接して4〜5cm大の卵巣（◀）の腫大が認められた。内部エコーを認める。

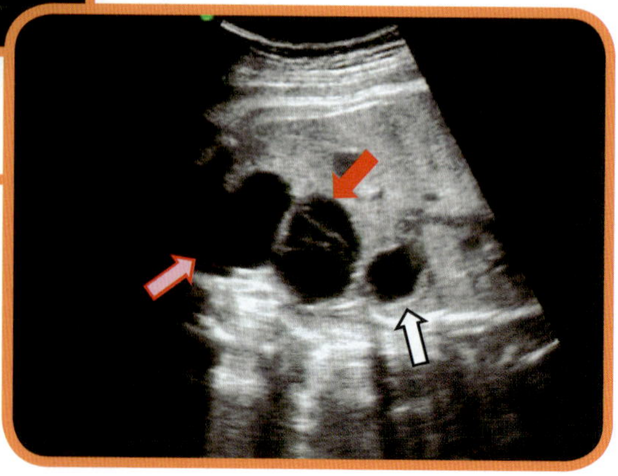

写真 53-2 胎児卵巣嚢腫

妊娠35週3日。胎児冠状断面にて、胃胞（⇦）と膀胱（⇐）の間に卵巣嚢腫（◀）が認められた。

良なものも多く含まれ、ほとんどの場合、発見のきっかけになるのがFLの計測による短縮像です。FLに極端な短縮が認められた場合は、短縮の程度や大腿骨の彎曲、骨幹端の拡大の有無、胸部の狭小化（写真54）、羊水過多の有無などに注意し、上腕骨など四肢それぞれの観察を要します。前腕骨の異形や手指の重合などから、四肢短縮以外の胎児異常が発見される場合もあります。

FL計測の後、下腿骨から足底へプローブを移動し観察を行うことにより、検出できる形態異常もありますが、多指症や合指症など正常像からの変化の少ないものは出生前の検出は困難です（写真55、56）。

写真 54-1 四肢の形態異常

妊娠20週0日。胎児両上肢、両下肢に著明な短縮と彎曲を認めた（タナトフォリック骨異形成）。

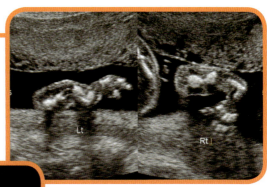

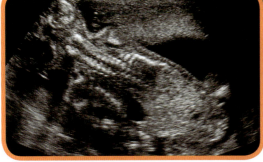

写真 54-2 胸郭の低形成

同症例。胎児胸部の狭小化、肋骨の変形を認めた。

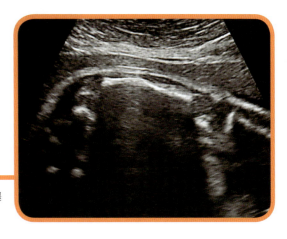

写真 55 四肢の異常

妊娠28週1日。FL短縮は軽度であるが、大腿骨の彎曲を認める。

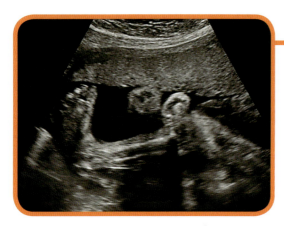

写真 **56** 内反足

妊娠29週2日。

> **Column**
>
> ## 四肢の観察のコツ（下腿・足）
>
> 　下肢の観察では、FL測定の位置から胎児の前方にプローブを少し動かすと下腿骨の一部が見えてきます。捉えた下腿骨を見失わないように、さらに胎児前方にプローブを移動させていけば足底が描出できます。
>
> 　手足の指が5本あるかの確認は、一次スクリーニングの一般項目には入りませんが、胎児の向きなどから足のある範囲を想像してたどっていけば、足底の描出はさほど難しくありません。具体的な形を提示できるので、お母さんにも喜んでもらえます。
>
>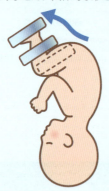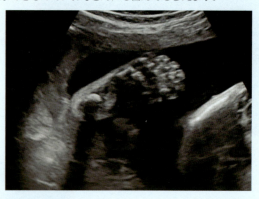

ワンポイントアドバイス

下腿・足の観察

胎児の体の向きと大腿部が分かれば、膝から下の位置もある程度限定されます。
胎児前方にプローブを動かしてみましょう。

> **Column**
>
> ## 四肢の観察のコツ（上肢・手）
>
> 　胎児の頭部から尾側へプローブを少し移動させると、肩甲骨・上腕骨の一部が映し出されます。その上腕骨の長軸方向に合わせることで上腕骨全体が描出できます。
>
> 　さらに手を見るには、肘から先の方向にプローブを移動しながら追いかけていけばよいのですが、手は足に比べると可動範囲が広く、手指の開閉もあり、バリエーション豊かなので、やや難関です。特に母体の腹壁から遠い方の腕や手指は確認しづらい場合もあります。
>
>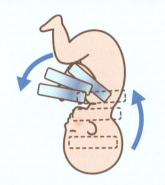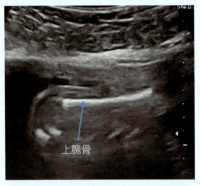
>
>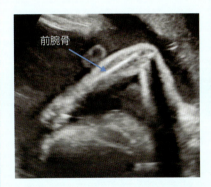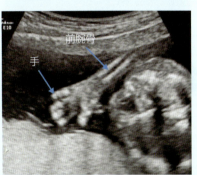

ワンポイントアドバイス

上肢・手の観察

上腕骨が映し出せたら、プローブをわずかに胎児前方に移動させ前腕骨の一部を捉えることで、肘から先の方向が分かります。

顔面の観察

顔面は、中枢神経系と密接に関連しています。口唇口蓋裂を合併する染色体異常・奇形症候群も非常に多く存在し、顔面の観察を行うことが他の合併異常を捉える端緒となる可能性もあるため、観察法をマスターしておくことが望ましい領域です。

顔面異常の最も多くを占める口唇口蓋裂のわが国の発症率は約500人に1人と高頻度であり、系統的に胎児の観察を行えば遭遇する機会の多い疾患といえます[15]。

頭部の冠状断面にて鼻や口唇を、矢状断面にて胎児の横顔の確認を行います(図45)。

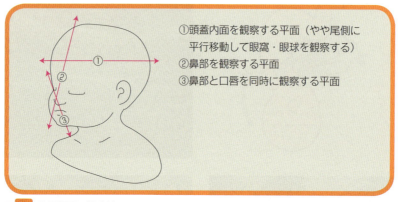

図45 胎児顔面の観察法

Column

顔面描出のコツ（冠状断面の出し方）

BPD断面から、プローブを胎児の尾側に向かって少し移動すると、胎児の前方に眼窩が現れてきます。

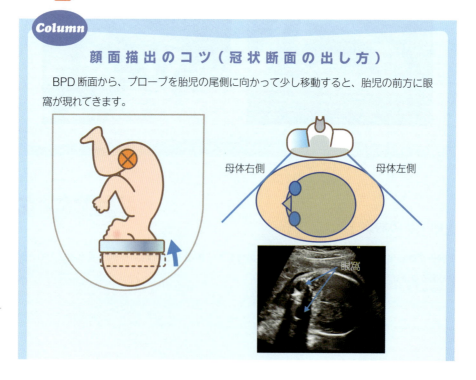

眼窩を目印にプローブを 90°回転し、胎児の冠状断面に合わせていきます。

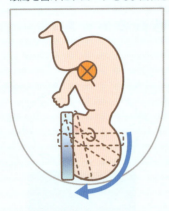
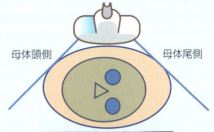

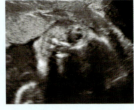

冠状断面に合わせるように角度を調整します。

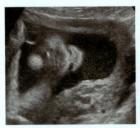
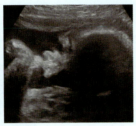
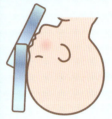

2D では 1 つの断面で顔全体を描写することはできないので、鼻から上部と下部に分け、それぞれの傾きに合わせてプローブを微調整しながら、分かりやすい断面を探すとよいでしょう。BPD が簡単に描写できるような体勢を赤ちゃんがとっていれば、顔面も比較的容易に描写できます。

冠状断面の観察ポイント
①適度な間隔で眼窩が 2 カ所、ほぼ同じ大きさで観察されること
②眼窩の中に水晶体がリング状に観察されること

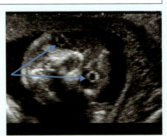

③鼻孔が 2 カ所変形なく観察されること
④上唇の左右の口端が連続していること
①〜④を確認します。

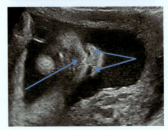

Column

顔面描出のコツ（矢状断面の出し方）

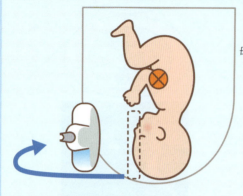
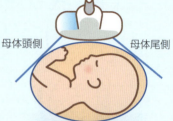
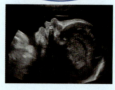

　超音波ビームが胎児の正面方向から入射するように、大きくプローブを移動すると、胎児の横顔が現れてきます。胎児顔の冠状断面から、プローブを傾けたり回転させるのではなく、90°入射角度を変えるような位置に移動させます。

横顔の観察ポイント

　前頭骨から鼻骨にかけてなだらかに連続したラインが描出され、その上を皮膚が覆っており、さらに人中・上口唇・下口唇・下顎と連続して確認されます。

　横顔のバランスと鼻骨の有無を確認します。

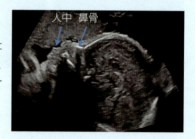

1 頻度の高い顔面の異常

●口唇裂・口蓋裂

単独の口蓋裂（口唇裂を伴わないもの）の出生前診断は困難であり、ほとんどの場合は口唇裂の発見がきっかけとなって口蓋裂の合併が診断されるのが現状です[1]。口唇裂の約70％に顎口蓋裂を伴います（写真57）。

写真 57-1 口唇口蓋裂

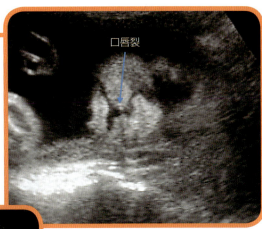

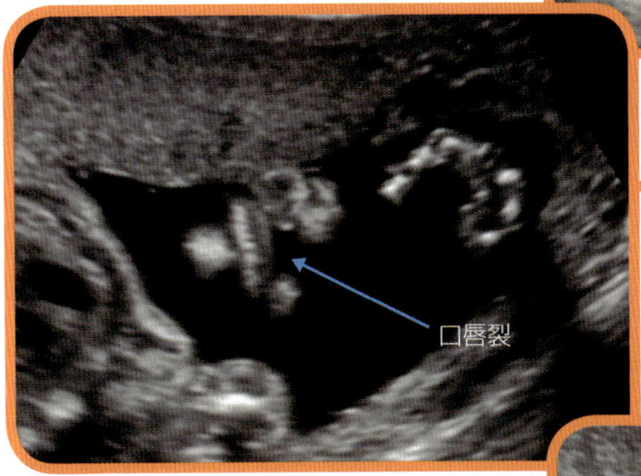

写真 57-2 口唇口蓋裂

写真 57-3 口唇口蓋裂

写真57-2と同症例の横顔

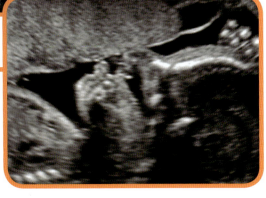

●その他の顔面異常（写真58）
　その他の顔面の観察では、横顔のバランス、鼻骨の有無、両眼窩間距離がポイントになります。

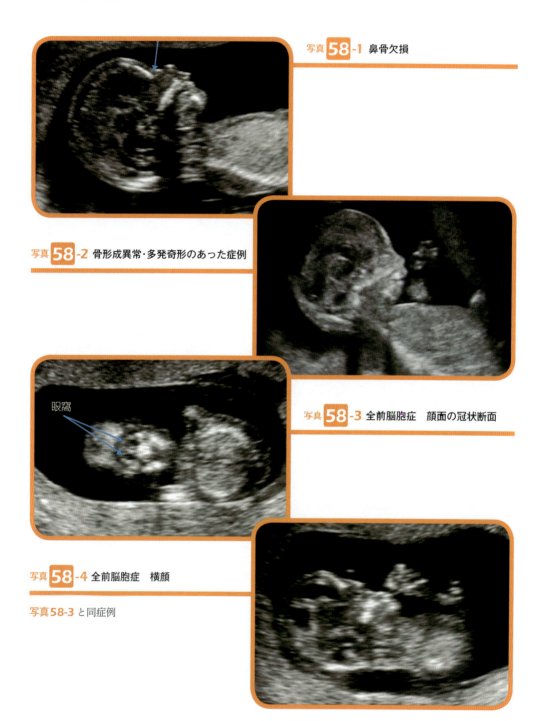

写真 58-1 鼻骨欠損

写真 58-2 骨形成異常・多発奇形のあった症例

写真 58-3 全前脳胞症　顔面の冠状断面

写真 58-4 全前脳胞症　横顔

写真58-3と同症例

150

胎児の性別判定

　胎児の性別は母親や家族にとって大きな関心事であるといえます。性別を調べることのみに超音波断層法が利用されることには疑問の声も多いのですが、胎児に何らかの異常が認められるような場合には、性別が重要な問題になることも少なくありません（図46）。

　ただし、胎児の性別を知りたいか、そうでないかは、胎児の母親や父親の希望が最優先されるべきであり、性別判定を希望されない場合には、胎児の性別を告げないばかりでなく、画面上でもできるだけ分からないように工夫しましょう。

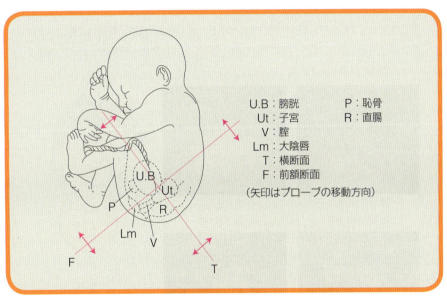

図46 胎児性別判定（超音波ビーム通過部位および方向）[16]

Column

性別判定のコツ

　外性器で男女を判定するには、2本の大腿部に挟まれた、つけ根のあたりを描出することになります。

　男性外性器は体外に突出しており、比較的判断しやすいものです。

　大腿骨長を計測する断面と近いのですが、さらに少し外側から、プローブから遠い方の大腿部を覗き込むような向きにプローブを動かすと、陰嚢や陰茎が描出できます（写真①-1）。また、30週前後には陰嚢内に睾丸（○）が確認できるようになります（写真①-2）。

　女性外性器では、両側大腿に挟まれて大陰唇が確認できます（写真②-1）。妊娠後期になると左右大陰唇が明確となり、モンローズリップ（○）と表現される特徴的な画像が得られます（写真②-2）。

　女性の場合は、外性器のほかに、内性器、つまり子宮も確認することができます。大腿骨全景からプローブを胎児背側に移動すると、胎児腹側に膀胱、背側は直腸に挟まれた、ほぼ円形の子宮（○）が描出されます（写真②-3）。胎児の成熟とともに、内腔エコーが明瞭となっていきます。

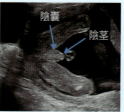

①-1　男児外性器。
　　　妊娠19w4d

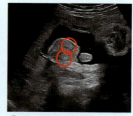

①-2　男児外性器。
　　　妊娠35w3d

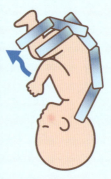

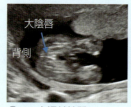

②-1　女児外性器。
　　　妊娠18w6d
両側大腿にはさまれて大陰唇が確認できる

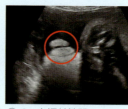

②-2　女児外性器。
　　　妊娠35w3d
左右大陰唇が明確となり特徴的な画像が得られる

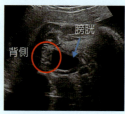

②-3　女児外性器。
　　　妊娠28w3d
膀胱の背側に子宮が描出される

超音波所見を加えた胎児評価法（Biophysical profile scoring：BPS）

　BPSは非侵襲性で、NST・CSTに比べ偽陰性率と偽陽性率が低く、胎児のwell-being を評価するのに信頼度が高いとされている方法です。**表8**の5項目について測定し、結果を点数化して総合的に判定します **(表9)**。

　胎児低酸素症となって最初に障害されるのは、胎児心拍数変動と呼吸様運動、次いで胎動、筋緊張の順であり、低酸素症が長くなると羊水過少症が現れます。従って、判定に当たって意義が大きいのは、胎児心拍数変動と羊水過少症です **(図47)**。

表 8 超音波所見を加えた胎児評価法（Biophysical Profile Scoring：BPS）[17]

biophysical variable	正常（2点）	異常（0点）
胎児呼吸様運動 （fetal breathing movement：FBM）	30分間の観察で30秒以上続くFBMが1回以上 しゃっくり様運動も含む	30分間の観察でFBMが認められないか、30秒以上持続するFBMが認められない
胎動 （gross fetal body movement：BM）	30分間の観察で軀幹か四肢の動きが3回以上	30分間の観察で軀幹か四肢の動きが2回以下
筋緊張（fetal tone：FT）	屈曲位の軀幹や四肢が伸展し屈曲位に戻る運動が30分間に1回以上 手掌の開閉運動も含む	屈曲位の軀幹や四肢が伸展し、屈曲位に戻る運動が欠如
羊水量 （quantitative amniotic fluid volume：AV）	直交する2つの垂直平面画像で2cm以上の羊水ポケットが1つ以上	直交する2つの垂直平面画像で羊水ポケットが認められないか、2cm未満
NST	胎児運動に一致して15bpm以上、15秒以上の一過性頻脈が20分間に2回以上	15bpm以上、15秒以上の一過性頻脈が20分間に2回未満か、15bpm以上の一過性頻脈が認められない

表 9 BPSによる胎児管理プロトコール[17]

BPS 点数	解 釈	仮死のリスク (臍帯静脈血 pH<7.25)(%)	放置した場合の1週間以内の胎児死亡率(/1000)	管理方法
10/10 点 8/10（羊水量正常） 8/8（NSTを行わず）	non asphyxiated	0	0.565	通常（特別の処置なし）
8/10（羊水過少症）	Chronic compensated asphyxia	5〜10（?）	20-30	37 週以降で遂娩 未成熟児：BPS（週2回）
6/10（羊水量正常）	Acute asphyxia possible	10	50	37 週以降で遂娩 未成熟児：24 時間以内に再点検し、再び6点以下なら遂娩
6/10（羊水過少症）	Chronic asphyxia with possible acute asphyxia	>10（?）	>50	37 週以降ならば遂娩 32 週以前では毎日 BPS
4/10（羊水量正常）	Acute asphyxia likely	36	115	37 週以降ならば遂娩 32 週以前では毎日 BPS
4/10（羊水過少症）	Chronic asphyxia, acute asphyxia likely	>36	>115	
2/10（羊水量正常）	acute asphyxia nearly certain	73	220	≧妊娠 26 週：遂娩
2/10（羊水過少症）	Chronic Asphyxia superimposed acute asphyxia	>73	>220	
0/10	Gross severe asphyxia	100	550	

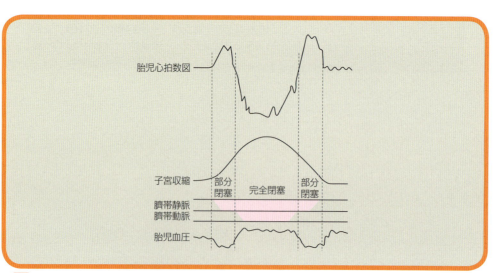

図 47 臍帯圧迫による胎児心拍数の変化[18]

3 胎児付属物のチェック

胎盤

胎盤の観察では、胎盤の位置・胎盤の厚さや内部エコーに着目します。

1 胎盤の位置の観察

超音波検査による胎盤の位置の観察は、前置胎盤・低置胎盤の診断に有用です。胎盤の付着位置は、前壁・後壁・側壁などさまざまですが、問題になるのは、胎盤実質の下縁がどこまであるのか、内子宮口から離れた位置に付着しているのか、という点です。内子宮口を胎盤実質が覆っている場合には前置胎盤が疑われますが、経腹法では内子宮口の正確な同定は困難であることが多く、最終的な診断は経腟超音波が必要なことも少なくありません。また、胎盤位置は、子宮下部の伸展によって上方に偏位するため、経時的な観察が必要です（図48）。経腹法で内子宮口を観察するには膀胱充満が必要ですが、膀胱充満によって子宮下部が圧排され、胎盤位置の誤読の原因になる場合もあります（写真59・写真60）。

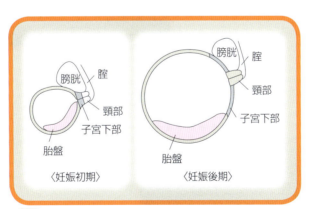

図48 子宮下部伸展による胎盤の移動 [19]

写真 **59**-1 胎盤

前壁の胎盤

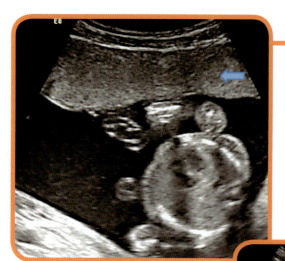

写真 **59**-2 胎盤

後壁の胎盤

写真 **60** 前置胎盤

胎盤（○）は、内子宮口（←）を覆っている。

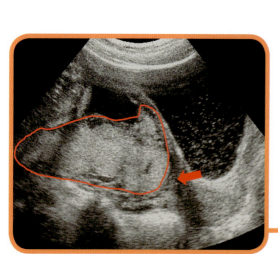

156

2 胎盤の内部エコー

妊娠の経過とともに胎盤の厚さや容積は増大していきますが、通常の厚さは 3 〜 4cm 程度です。胎盤の内部は、均一でやや高輝度なびまん性エコーであり、妊娠後期になると、生理的変化としてカルシウムの沈着が見られ、分葉化が明らかになってきます。

厚さ 5cm 以上の肥厚がある場合は、胎盤後血腫や胎盤内血腫などが見られないか、注意しながら胎盤内部を観察します。

妊娠の進行に伴う胎盤の加齢的変化は、石灰化の程度により grade 0 〜Ⅲに分類されます（Grannum らの方法）**（図49、写真61）**。

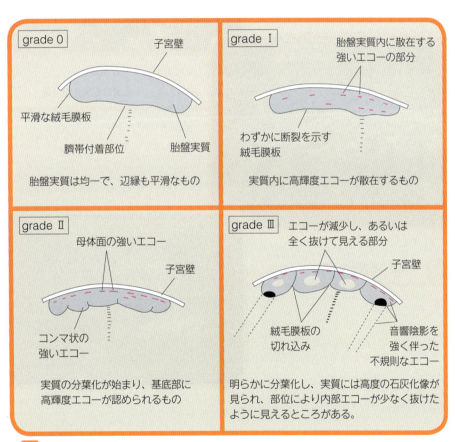

図49 胎盤像の分類[20]

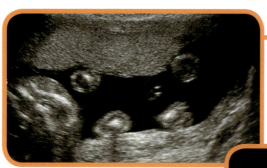

写真 61-1 胎盤の石灰化の分類

grade 0

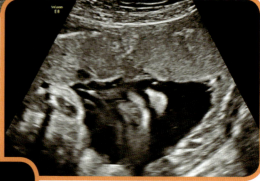

写真 61-2 胎盤の石灰化の分類

grade Ⅰ

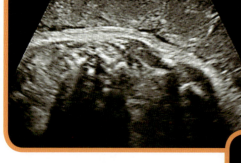

写真 61-3 胎盤の石灰化の分類

grade Ⅱ

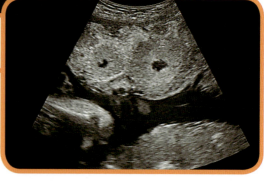

写真 61-4 胎盤の石灰化の分類

grade Ⅲ

3 胎盤の異常

● 常位胎盤早期剝離

　正常位置に付着していた胎盤が、妊娠中あるいは分娩経過中の胎児娩出以前に、子宮壁から剝離するものです（写真62～64）。超音波では胎盤実質内の出血や血腫などのために、胎盤が厚く描出されます。胎盤早期剝離では、強度の腹痛・出血などで、超音波検査が行いにくいことがあります。CTG上の徐脈や臨床症状から剝離が疑われる場合は、超音波検査に時間をかけすぎないよう注意したいものです。

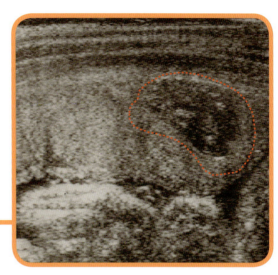

写真62 常位胎盤早期剝離（胎盤内血腫）

妊娠33週4日。厚みを増した胎盤内に、血腫像が認められる（⋯）。

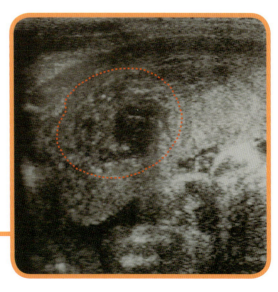

写真63 常位胎盤早期剝離

写真62と同症例。常位胎盤早期剝離（⋯）であった。

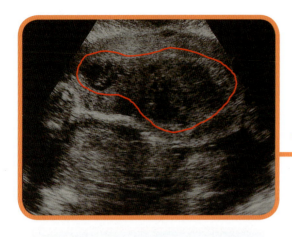

写真64 常位胎盤早期剥離（胎盤内血腫）

妊娠32週1日。血腫や胎盤内出血により胎盤は厚くなっており、広範囲に血腫（〇）が認められる。

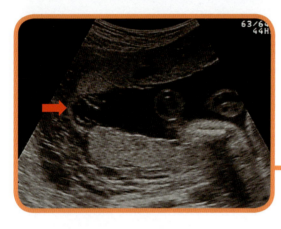

写真65 分葉胎盤

妊娠29週4日。胎盤は前後壁に描出されるが、接合部（➡）は膜様である。

● 分葉胎盤（写真65）

　受精卵が子宮の側壁に着床し、胎盤が子宮の前壁と後壁に分かれて発育したものです。臍帯血管は卵膜付着を呈することが多く、その血管の断裂が起こると出血の原因になることがあります。

臍帯

　臍帯は、2本の臍帯動脈と1本の臍帯静脈からなる3本の管状構造として描出されます（写真66）。複雑な走行をとるため、羊水中での全体の走行を明らかにするのは困難ですが、臍帯血管の数、捻転の強さ、胎児への巻絡の有無、胎盤への付着部位などを観察します。

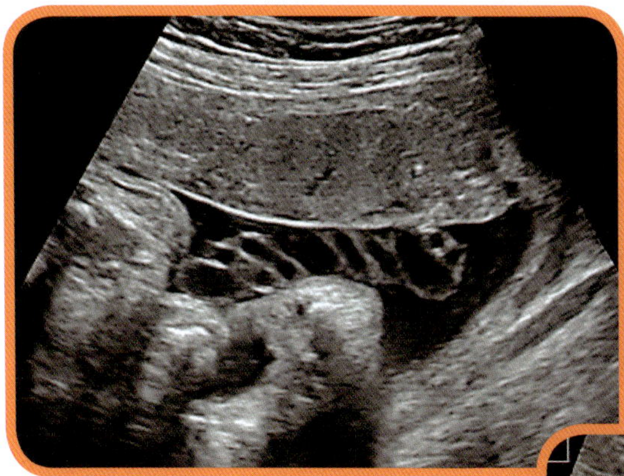

写真66-1 臍帯

臍帯の長軸像。臍帯は3本の管状構造である。

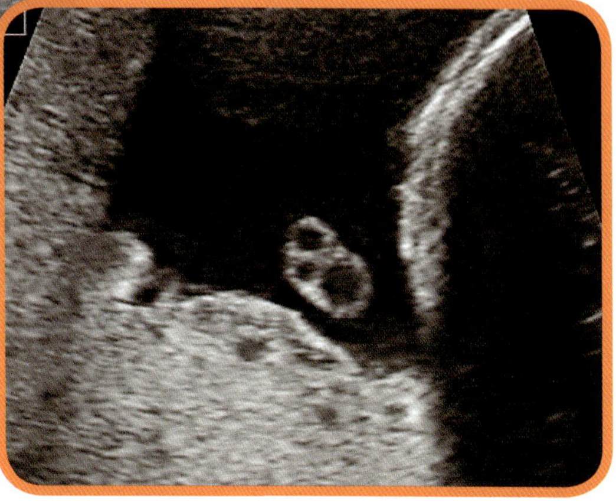

写真66-2 臍帯

臍帯の横断像。3つの血管の断面が描出される。

1 臍帯血管の数

　臍帯の走行に沿った方向にプローブを当て、次に垂直にして、縦断面および横断面の両方で血管数を確認します。臍帯断面で確認を行うのが困難な場合は、胎児下腹部の横断走査で膀胱の両側を走行する臍帯動脈を確認します（写真67-1）。

　臍帯血管が2本しか描出されない場合には単一臍帯動脈が疑われ、先天奇形の頻度が高いといわれています（写真67-2）。

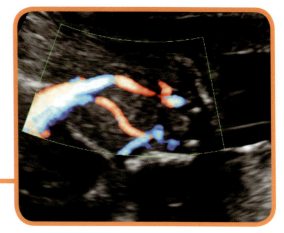

写真67-1 臍帯血管数の確認

胎児下腹部横断走査で、膀胱の両側を走行する臍帯動脈を確認する。

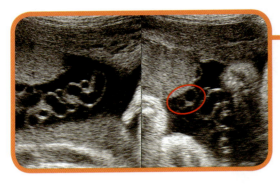

写真 67-2 単一臍帯動脈

臍帯血管は2本しか描出されない。横断像では2つの血管の輪切り（○）が描出される。

2 捻転の強さ

　通常の臍帯は、電話の受話器コードのようにらせん状にねじれています。このねじれが強すぎる状態を「臍帯過捻転」、反対にねじれがほとんどない状態を「臍帯過少捻転」といいます。どちらの場合も、臍帯の血流障害（臍帯静脈のうっ血）を生じ、FGR・胎内死亡につながる原因ともなり得るので、捻転の強さにも留意します（写真68）。捻転の程度の評価には、ピッチ（1周期の長さ（L）／臍帯径（R））やcoiling index（1／1周期の長さ cm）が用いられています（図50、写真69）。

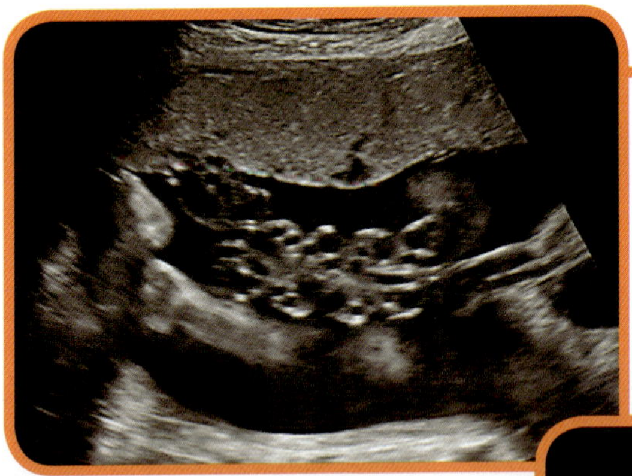

写真 68-1 臍帯の捻転（過捻転）

妊娠28週5日。臍帯の捻転が強く、過捻転である。

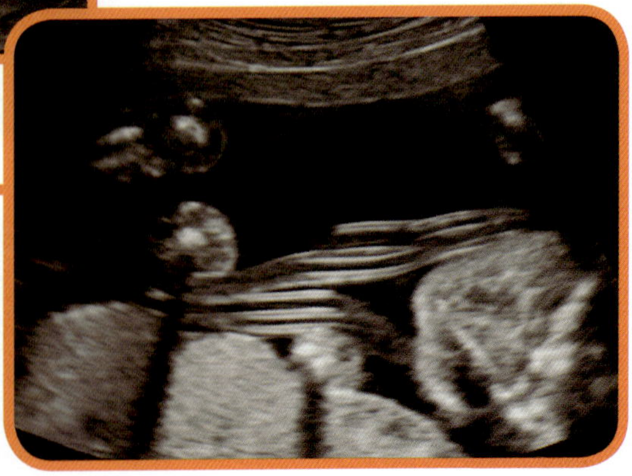

写真 68-2 臍帯の捻転（過少捻転）

妊娠19週1日。臍帯にねじれがほとんど認められない。

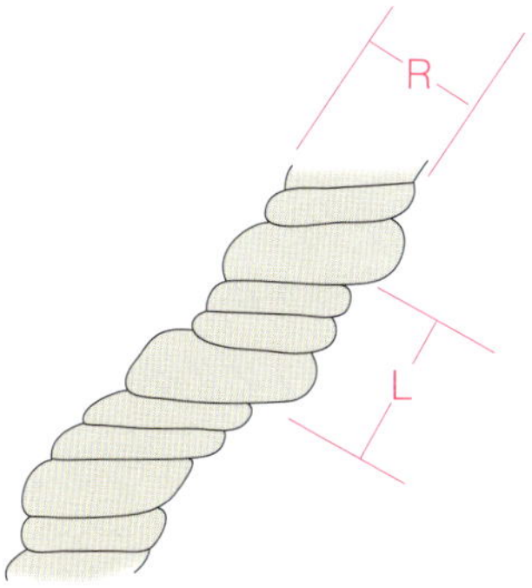

捻転のピッチ＝$\frac{L}{R}$

臍帯の長さ　54.99±12.25cm
臍帯の太さ　1.37±0.36cm
捻転のピッチ　4.72±2.48
過捻転　68例／653例＝10.4%

（捻転のピッチ<2.0）

図50 捻転のピッチ[21)]

写真69-1 臍帯捻転ピッチの計測法

L ＝ 2.33cm　R ＝ 0.98cm

捻転ピッチ L ／ R ＝ 2.4

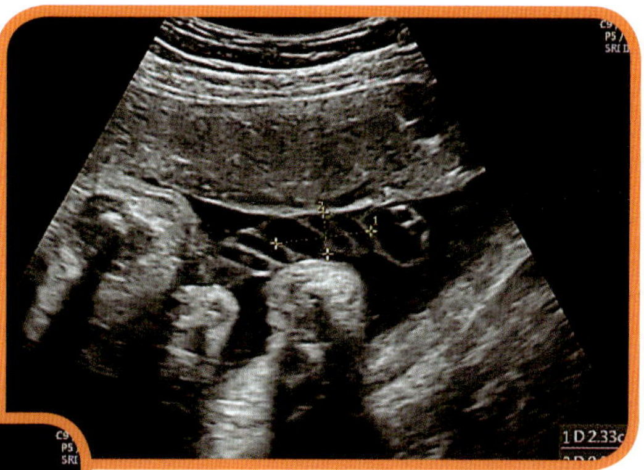

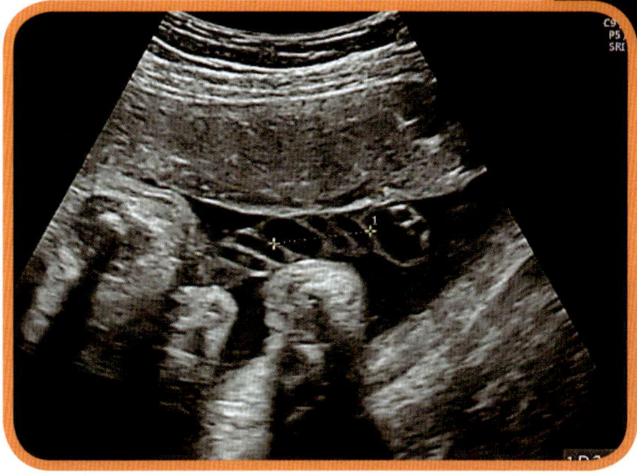

写真69-2 coiling index計測法

1 周期の長さ　2.33cm

coiling index ＝ 1 ／ 2.33 ＝ 0.43

■捻転のピッチ < 2.0[21)]

coiling index：おおむね全週数を通して、0.6 以上；過捻転、0.2 未満；過少捻転[1)]。

3 臍帯の巻絡

　臍帯が胎児部分を輪状に取り巻いている所見が観察されれば、臍帯巻絡の診断が可能です。妊娠後期の頸部巻絡は、頸部と子宮壁の間の、輪状の低輝度エリアとして観察されます。胎児頸部の縦断像で円形の臍帯横断像が認められた場合、プローブを90°回転して胎児頸部横断像を描出し、頸部周囲のリング状の臍帯縦断像を確認して診断します（図51、写真70・71）。

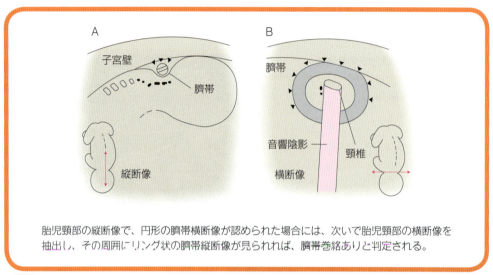

胎児頸部の縦断像で、円形の臍帯横断像が認められた場合には、次いで胎児頸部の横断像を抽出し、その周囲にリング状の臍帯縦断像が見られれば、臍帯巻絡ありと判定される。

図51 電子スキャンによる頸部臍帯巻絡の診断法

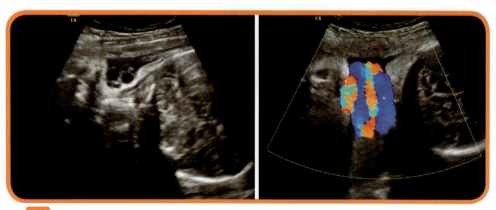

写真70-1 臍帯の巻絡
妊娠34週3日。胎児頸部の縦断像で2本の臍帯の断面が描出されている。右はカラードプラ。

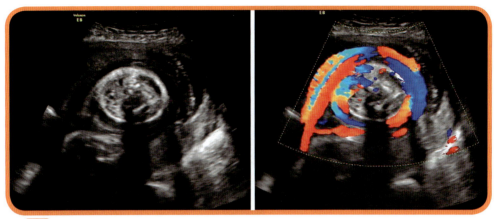

写真 70-2 臍帯の巻絡
同症例の頸部横断像。臍帯が頸部に輪状に取り巻いているのが描出される。右はカラードプラ。

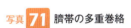

写真 71 臍帯の多重巻絡

妊娠34週4日。四重巻絡のカラードプラ。子宮壁と胎児頸部の間に4つの臍帯が描出される。

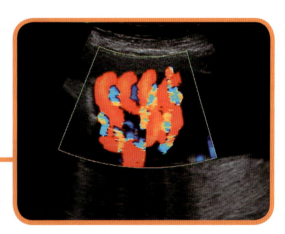

4 臍帯胎盤付着部

　カラードプラ法を利用すれば、胎盤への臍帯付着部の観察が容易になり、卵膜付着や辺縁付着などの付着部異常の診断が可能です (写真72・73)。妊娠後期になり羊水腔が少なくなると、付着部の判定が困難な場合もあります。

写真 **72**-1 臍帯付着部

妊娠19週4日。胎盤の臍帯付着部が明瞭に描出されている。

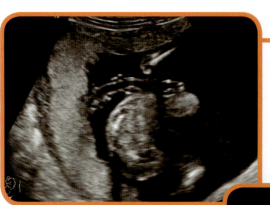

写真 **72**-2 臍帯付着部

同症例のカラードプラ像。

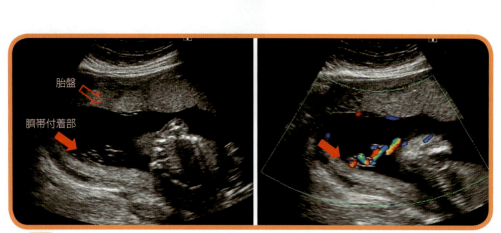

写真 **73** 臍帯卵膜付着

妊娠16週4日。臍帯が胎盤実質と離れた位置に付着しているのが描出される（←）。右はカラードプラ。

羊水

超音波検査で羊水の定量的測定を行うことは困難であり、半定量的な測定方法として羊水インデックス（amniotic fluid index：AFI）が広く用いられています。

AFIは、妊娠子宮を4区分し、床に対して垂直、長軸方向にプローブを当て、それぞれの最も大きい深度を測定し、和を算出するものです（図52、写真74）。

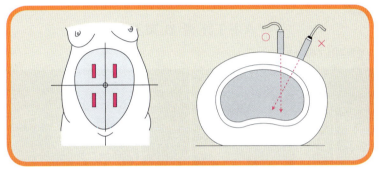

図52 4分割法（AFI）の測定部位：4区分と超音波プローブ（■）のあて方

写真74 AFIの計測

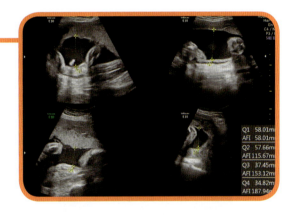

写真75 APの計測

臍帯・胎盤などの胎児付属物や、胎児成分を含まない断面の中で、羊水腔が最も広く描出されるところで最大径の正円を描き、その直径を計測する。

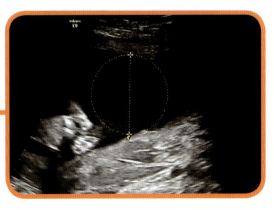

他に羊水腔が最も広く描出される部で最大径の正円を描き、その直径を計測して最大深度を測定する羊水ポケット（amniotic fluid pocket：AP）があります **（写真75）**。

羊水量は妊娠時期によって異なりますが、AFIで24cm以上が羊水過多、5cm未満

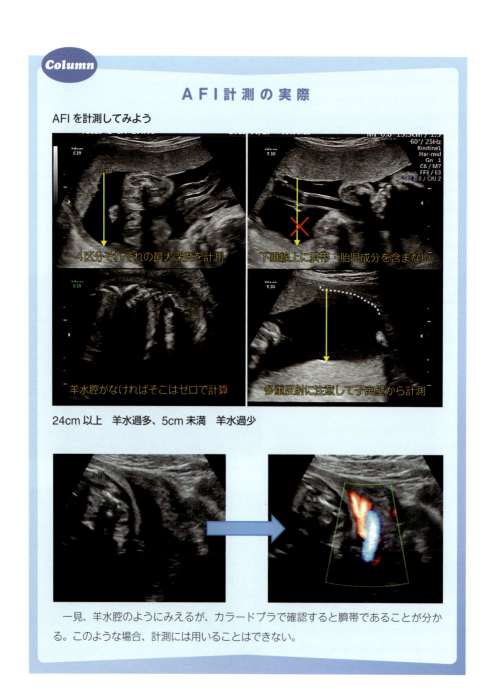

で羊水過少、APの8cm以上が羊水過多、2cm未満が羊水過少と判定するのが一般的です。特に羊水が少ない場合の計測では、臍帯で満たされている部分が一見、羊水腔のように見えることもあり注意が必要です。

羊水過少が見られた場合は胎児の腎臓や膀胱、羊水過多が見られた場合は上部消化管閉鎖や中枢神経系異常などに注意して観察するようにします。

1 羊水過多の発症要因

羊水過多は、羊水産生と排出のバランスの崩れたときに生じます(写真76)。

● 胎児側要因

1. 胎児形態異常（染色体異常を含む）
    ①中枢神経系異常：無脳症・水頭症・脊椎破裂
    ②消化器系異常：口唇口蓋裂・鎖肛・消化管閉鎖・臍帯ヘルニア・横隔膜ヘルニア・腹壁破裂
    ③泌尿器系異常：先天性水腎症
    ④循環器系異常：胎児心不全・胎児水腫をきたすような心奇形
2. 胎児赤芽球症　血液型不適合・感染
3. 多胎妊娠（一絨毛膜性）

● 母体側要因

1. 糖尿病
2. 心、腎、肝疾患

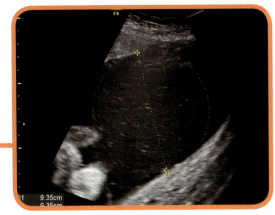

写真 76 羊水過多

妊娠36週2日。AP 9.4cm。胎児周囲に広い羊水腔が描出され、胎児は母体表面から深い位置に存在している。

● **胎盤性（膜性）要因**
1. 胎盤、臍帯の腫瘍
2. 胎盤、臍帯、卵膜の炎症（急性のもの）

● **特発性**
1. 原因不明

2 羊水過少の発症要因

羊水過少は、胎児の尿産生減少、または羊水の流出（前期破水）などによって生じます（写真77）。

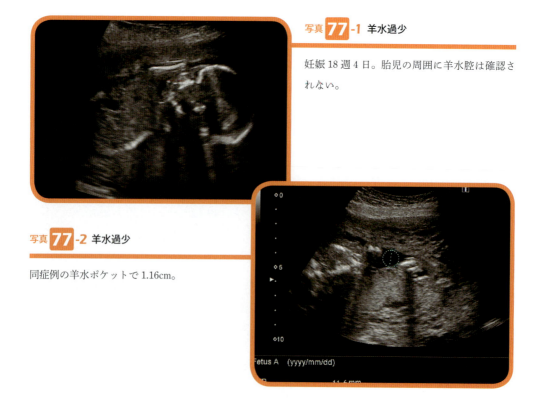

写真 **77**-1 羊水過少

妊娠18週4日。胎児の周囲に羊水腔は確認されない。

写真 **77**-2 羊水過少

同症例の羊水ポケットで1.16cm。

● 胎児側要因

1. 胎児尿路障害
    ①腎臓の無形成、低形成
    ②尿管、尿道の閉鎖
2. 胎児発育不全
3. 双胎間輸血症候群の供血児

● 胎盤性要因

1. 胎盤機能不全（妊娠高血圧症候群、過期産）
2. 不育症

● 膜性要因

1. 前期破水
2. 絨毛膜羊膜炎（慢性的な経過の長いもの）

子宮頸管

　子宮頸管無力症は、腹痛を自覚しないまま妊娠子宮の頸管開大が進行し、流・早産に至る疾患です。超音波断層法による頸管の状態の評価は、妊娠時の本症の診断や切迫早産の診断に有用な手段です。特に経腟プローブを用いた経腟法は、近傍組織の高い解像力により、診断価値が高く、経腹法の及ぶものではありません（図53）。

　経腹走査による子宮下部や頸管の観察では、前置胎盤の観察と同様に、適度な膀

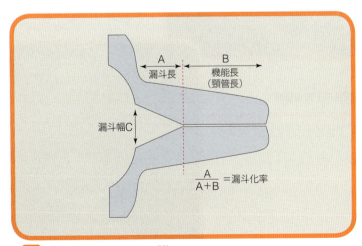

図53 頸管長と漏斗長の計測法[22]

胱充満が必要です (写真78)。

　下腹部正中部での縦断走査で子宮頸部を描写すると、頸管の中心に高輝度な線状エコーが認められ、内子宮口に連続しているのが見えます。ここで内子宮口開大の有無と、子宮頸管長を観察します。

　子宮頸管無力症の典型的な症例では、内子宮口の開大と、残存頸管の短縮像が確認されます (写真79・80)。輪状子宮収縮によって頸管長が非常に長く見えることがあるので、注意が必要です (写真81)。

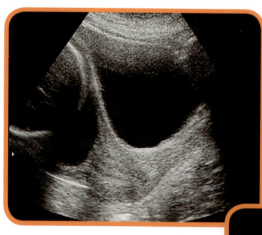

写真 78-1 膀胱充満時の子宮頸管部

妊娠28週2日。

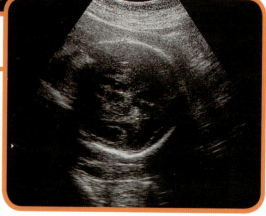

写真 78-2 排尿後の子宮頸管部

同症例の排尿後。子宮頸管部は全く描出されなくなった。

写真 79 子宮頸管無力症

妊娠23週3日。内子宮口は大きく開大している。同日、頸管縫縮術を行い妊娠の継続に成功した。

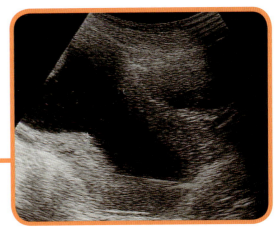

写真 80 胎胞脱出

妊娠23週2日。

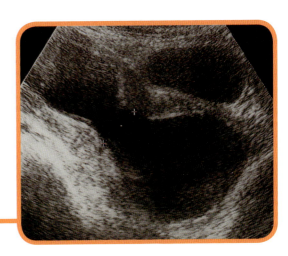

写真 81 輪状子宮収縮

妊娠21週2日。内子宮口に輪状子宮収縮（◌）があり、頸管長が長く描出されている。

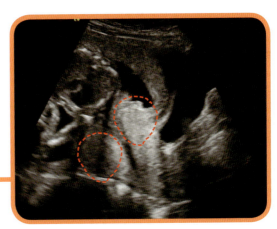

▶ 引用・参考文献

1）馬場一憲・市塚清健編. 超音波胎児形態スクリーニング. 東京, 文光堂, 2015, 146p.

2）森巍編著. 胎児診断・管理の ABC. 改訂第 5 版. 京都, 金芳堂, 2012, 301p.

3）日本産科婦人科学会・日本産婦人科医会. "CQ307-1 胎児発育不全（FGR）のスクリーニングは？" 産婦人科診療ガイドライン：産科編 2017. 東京, 日本産科婦人科学会, 2017, 177-81.

4）日本超音波医学会. 超音波胎児計測の標準化と日本人の基準値. 超音波医学. 30(3), 2003, J431-2.

5）小柳孝司, 中野仁雄ほか. 超音波診断法による胎児形態異常の出生前診断. 産婦人科治療. 52(23), 1986, 306-12.

6）Hansmann, H. 産婦人科超音波診断学. 原量宏訳. 東京, シュプリンガー・フェアラーク, 1988, 502p.

7）International Society of Ultrasound in Obstetrics & Gynecology Education Committee. Sonographic examination of the fetal central nervous system：guidelines for performing the 'basic examination' and the 'fetal neurosonogram'. Ultrasound Obstet. Gynecol. 29(1), 2007, 109-16.

8）Johnson, ML. et al. Evaluation of fetal intracranial anatomy by static and real-time ultrasound. J. Clin. Ultrasound. 8(4), 1980, 311-8.

9）Moore, KL. ムーア人体発生学. 原著 6 版. 瀬口春道監訳. 東京, 医歯薬出版, 2001, 412-3.

10）前掲書 2）, 96.

11）Nyberg, DA. et al. ed. Diagnostic ultrasound of fetal anomalies：Text and Atlas. 1993.

12）Corteville, JE. et al. Congenital hydronephrosis:correlation of fetal ultrasonographic finding with infant outcome. Am. J. Obstet. Gynecol. 165(2), 1991, 384-8.

13）Fernbach, SK. Ultrasound grading of hydronephrosis：Introduction to the systemized by the Society for Fetal Urology. Pediatr. Radiol. 23, 1993, 478.

14）笹原淳ほか. 腎臓・膀胱・副腎. 一歩進んだ胎児超音波検査：具体的な描出法／測定方法を教えます. 周産期医学 5 月特大号. 東京, 東京医学社, 2016, 582.

15）小林眞司. 胎児診断から始まる口唇口蓋裂：集学的治療のアプローチ. 東京, メジカルビュー社, 2010, 273p.

16）夏山英一. 超音波による胎児性別判定法. 周産期医学. 11, 1981, 2379.

17）Manning, FA. et al. Antepartum fetal evalution:development of fetal biohysical profile. Am, J, Obstet. Gynecol. 136(6), 1980, 787-95.

18）Lee, CY. et al. A study of fetal heart rate acceleration patterns. Obstet. Gynecol. 45(2), 1975, 142-6.

19）Callen, PW. Ultrasonography in Ob Gyn. 3rd ed. 1994.

20）Grannum, PT. et al. The ultrasonic changes in the maturing placenta and their relation to fetal pulmonic maturity. Am. J. Obstet. Gynecol.133, 1979, 915-22.

21）宇津正二. "臍帯過捻転". 周産期の超音波診断 ABC. 東京, メジカルビュー社, 1999, 90-102.

21）宇津正二ほか. 臍帯の捻転についての研究：生理的な螺旋状発育と病的な過捻転の判別基準設定のために. 日本産科婦人科学会雑誌. 43(Supplement), S-192, 1991.

22）Berghelle, V. et al. Cervical funneling：sonographic criteria predictive of preterm delivery. Ultrasound Obstet. Gynecol. 10(3), 1997, 161-6.

23）竹村秀雄. 経腟超音波：産科症例にまなぶ. 大阪, メディカ出版, 1996, 186p.

24）高橋克幸ほか編. 助産婦・看護婦のための超音波画像診断. 改訂 2 版. 東京, 南江堂, 2002, 207p.

25）竹内久彌, 中野仁雄編. 図解産婦人科超音波講座. 東京, 東京医学社, 2002, 168p.

26）長井裕, 伊東紘一. 絵でみる超音波. 改訂第 2 版. 東京, 南江堂, 2000, 142p.

新しい超音波検査

1 ドプラ法

音を出しているものが近づいてくるか遠ざかるかで、音の高さが変わる現象をドプラ効果といい、ドプラ法はこれを利用して血流の向きと速度を計測する方法です。カラードプラ法、パルスドプラ法、パワードプラ法などがあり、目的に応じて使い分けます。

カラードプラとパワードプラ

1 カラードプラ

Bモード白黒画像の上に、ドプラ効果を起こしている血流のデータ（流速、方向）をカラーで表現することにより、血液がどのように流れているかが表示されます。一般的に、プローブに近づいてくる血流は赤く（暖色）、遠ざかる血流は青く（寒色）色付けされます。流速が速いものほど明るい色で表示されるため流速を推し量ることができ、血流方向から異常血流が分かりやすいなどの長所があります（写真82）。

2 パワードプラ

パワードプラ法は、カラードプラ法に見られる血流の方向性を感知せず、代わりに血流信号の強さを表示する方法です。血流の強いものほど明るいオレンジ色に表示され、検査目標の血流分布を推し量ることができます（写真83）。低流速の感度が

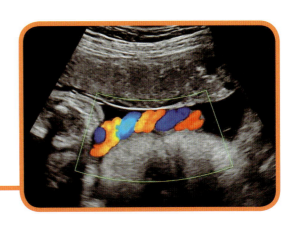

写真82 臍帯

臍帯のカラードプラ。

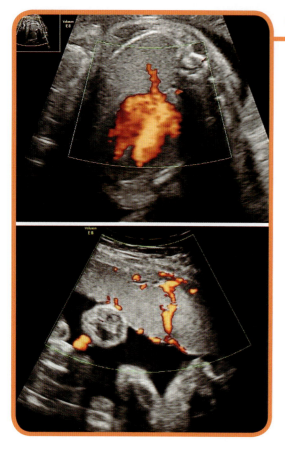

写真83 パワードプラ法

よく、プローブに直交する血流も検出可能であるため、血管の連続性を描出しやすく、微細な血流も表示できます。

カラードプラとドプラ血流波形

1 ドプラ血流波形（パルスドプラ）

Bモード上の任意のポイントにおいての血流を、縦方向に流速、横方向に時間を表現する波形として表示する方法です。その血流が動脈なのか静脈なのかを波形により判定できます（写真84）。波形解析をすることで血流計測が可能ですが、血管内を流れる血流量を正確に測定するのは技術的に困難であるため、RI（resistance index）、PI（pulsatility index）などの指標が広く用いられています（図54・55）。

写真 84-1 臍帯動脈（UmA）波形

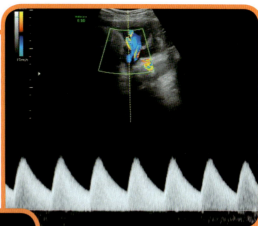

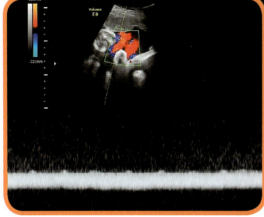

写真 84-2 臍帯静脈波形

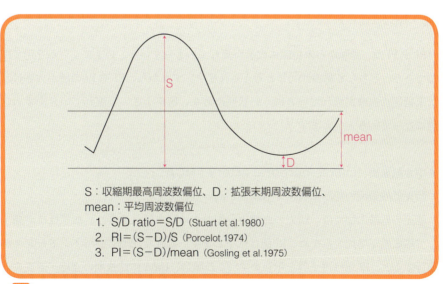

S：収縮期最高周波数偏位、D：拡張末期周波数偏位、
mean：平均周波数偏位
1. S/D ratio＝S/D （Stuart et al.1980）
2. RI＝(S－D)/S （Porcelot.1974）
3. PI＝(S－D)/mean （Gosling et al.1975）

図 54 血流波形分析に用いられる指標[2]

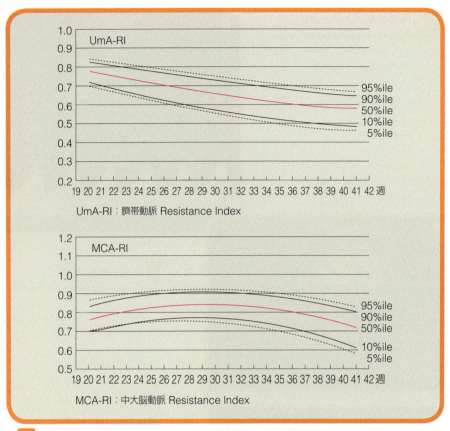

図55 臍帯動脈－RI値、中大脳動脈－RI値の妊娠週数に対する回帰曲線　　　（文献2より引用）

2　胎児血流の評価

　RIやPIは、動脈から末梢側に血液が流れていきやすいか、いきにくいかを示す指標であり、どちらも意義は同じと考えられます。すなわち、RIやPIの値が大きければ末梢側に血液が流れていきにくい状態にあり、値が小さいと流れていきやすい状態になっているといえます[1]。

●中大脳動脈（middle cerebral artery：MCA）

　胎児低酸素症の診断に有用で信頼性が高いものです。

　胎児の低酸素症では、胎児の血流再分配のため脳血管が拡張し、血管抵抗が減少して脳血流が増加するため、RI値は低下します。高度な低酸素症でアシドーシスが進行すると、RI値は再上昇を示します（この場合、UmAに拡張期の途絶・逆流波が出現し、羊水過少が必発します）。

Column
UmA-RI値の測定方法の実際

羊水中の臍帯ができるだけ長く描出されるところで計測を行います。

UmA-RI値の測定

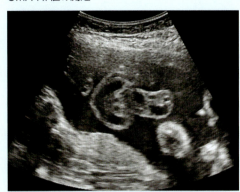

羊水中の臍帯を捉える。

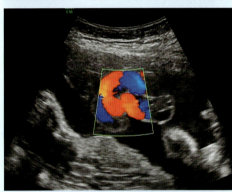

カラードプラ法を用いて、臍帯血流をカラー表示し、目的とする部位を決める。

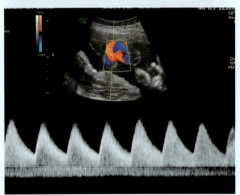

パルスドプラ法を用いて、画面上でサンプルボリュームを臍帯動脈の上に移動させ、波形の表示を行う。
ドプラ法では、ドプラビームが血流方向に対してできるだけ平行に近い状態になるように気を付ける。

> **Column**
> # MCAの測定位置とRI値の測定方法のコツ

BPD測定断面より胎児尾側へ向かって平行にプローブを移動すると、Willis動脈輪から両側やや前方へ伸びている中大脳動脈を観察できます。Willis動脈輪から分岐した直後の位置で計測を行います。

MCAの測定位置とRI値測定の実際

BPD測定断面より胎児尾側へ、プローブをわずかに移動する。

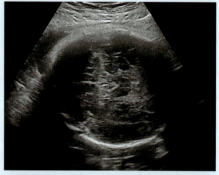

カラードプラで、Willis動脈輪から両側やや前方へのびている中大脳動脈が観察できる。
パルスドプラのスイッチを押し、サンプルボリュームをWillis動脈輪から分岐した直後の位置にセットする。

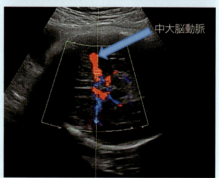

中大脳動脈

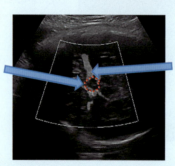

Willis動脈輪

サンプルボリュームは、Willis動脈輪から分岐した直後の位置

中大脳動脈の波形が表示される。収縮期最大流速①と拡張末期流速②を測定することによりRI値が算出される。

最近の機種では、範囲を指定するだけで自動的にRIやPIを表示できるものも多い。

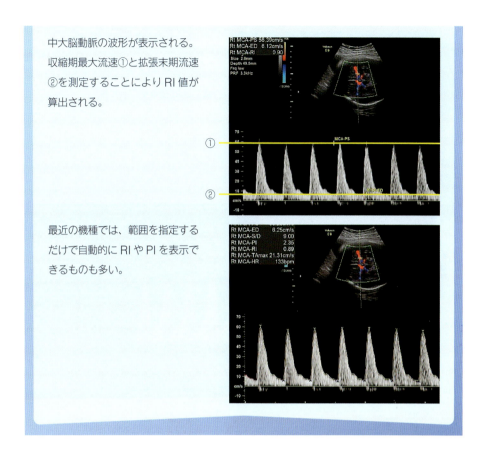

● 臍帯動脈（umbilical artery：UmA）

　UmAのRI値の上昇は、臍帯動脈での血流抵抗、つまり胎盤循環の悪化を意味し、FGR・妊娠高血圧症候群など胎児低酸素症の状態で上昇します。

　拡張期血流の途絶もしくは逆流は、胎児への経胎盤性酸素供給が高度に減少した状態を表しており、児の予後不良を予測するうえでの指標となります。

　臍帯動脈における拡張期血流の変化には**写真85〜88**のようなものがあります。

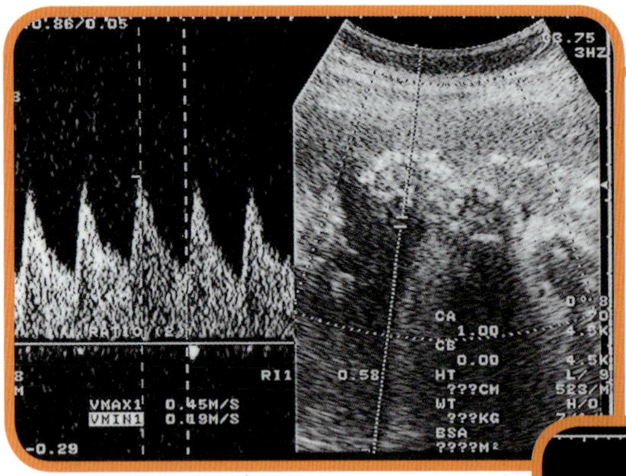

写真 **85** 臍帯動脈波形（正常）

妊娠週数に伴い、拡張期血流速度は相対的に増加し、RI値は低下していく。

写真 **86** 拡張期血流の低下

胎盤循環抵抗の増加を反映し、拡張期血流速度は低下しており、RI値は高値となる。

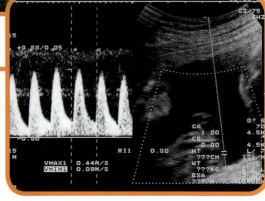

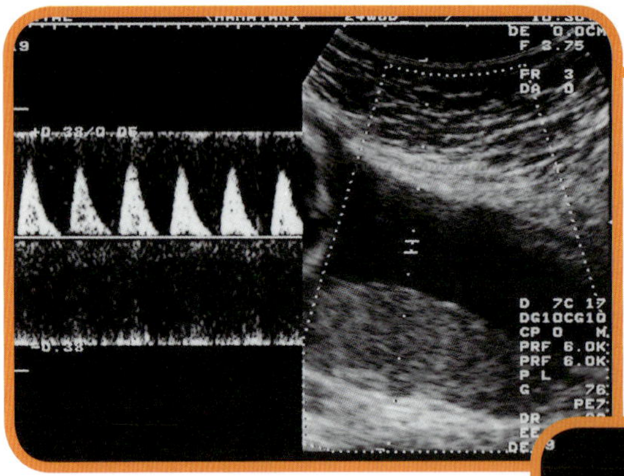

写真 **87** 拡張期血流の途絶

胎盤血管抵抗が高度に上昇し、拡張期血流の途絶が認められる。胎児への経胎盤性酸素供給の減少した状態を表す。

写真 **88** 拡張期血流の逆流

胎盤血管抵抗が高度に上昇し、拡張期血流に逆流が見られる。胎児への厳重な観察が必要となる。

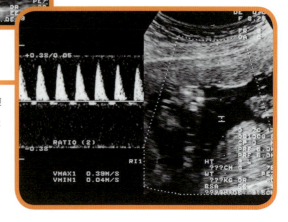

写真89 臍帯静脈波形

妊娠30週6日のスクリーニング時に一過性に見られた静脈波動。検査終了時にもう一度確認すると、定常流となっていた。

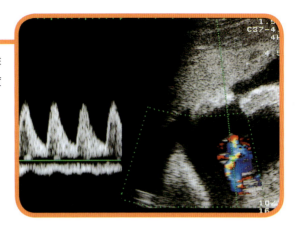

● 臍帯静脈

血流波形は通常定常流ですが、臍帯静脈に心拍に一致した"波動"が認められるようになると、下大静脈逆流量の増加や重篤な心機能低下を意味します。ただし、正常児に一過性に見られることもあります（写真89）。

2 3D・4D超音波

近年の超音波断層装置の進歩には、目覚ましいものがあります。特に、3次元超音波（3D）は、この数年の間に実用的な汎用機が一般の臨床現場にかなり普及してきました。胎児の3次元像が得られるということは、立体的な構造が理解しやすく、胎児の具体的なイメージをつかみやすいという点で、助産師外来での超音波検査においても、大切な児への愛着を高める効果をよりいっそう期待できます。もちろん、お母さんたちにもとても人気のある検査です。現在は、この3次元像にリアルタイムな動きが加わった4D走査の可能な装置も広く使われています。

3D超音波とは

3Dは、超音波を使って3次元空間の情報を集め、コンピュータ処理により、モニター上に立体的な静止画像を表示する方法です。また、3次元空間内での距離・体積などの計測を行うこともできます（図56）。

3D・4D操作法

①2次元の超音波断層上で、対象となる部分（3次元で観察したい部分、例えば胎児の顔面など）を描出し、3・4次元モードに切り替えるスイッチを押します。
②断層上に3次元データを取り込む領域を示す枠（region of interest：ROI）が表示

3Dエコー（3次元超音波）は、2Dエコー画像データを集積して作る《静止した立体画像》であり、4Dエコーとは、3Dエコーに動き（時間）の次元が加わった《動く立体画像》のことである。

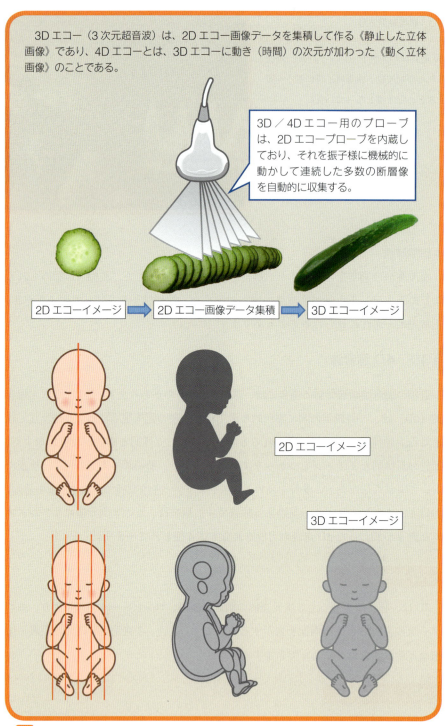

図56 3D／4Dエコーとは

されるので、対象物が入り切る程度の大きさに調整し、START スイッチを押します。

モニター画面は 2 画面になり、左側に通常の断層像、右側に 3 次元の画像が表示されます。

さらに、対象物に ROI を調整しながら最適のところでモニターを 1 画面表示に切り替え、3 次元の画像がリアルタイムに動く 4D の映像を観察します。

3D・4D 超音波の実際

胎児の 3D・4D 画像は、妊娠週数や羊水量、胎位・胎向などの条件を満たしやすい、主に妊娠中期ごろ、お母さんたちに見てもらうようにしています **(写真90 〜 97)**。また、3D・4D 走査を行うプローブは、3・4 次元モードに切り替えなければ、通常の断層法用のプローブと同じように使用できます。

Column

3D・4Dエコーのコツ

きれいな 3D / 4D エコー画像を描出するために必要な条件は、描出しようとする胎児部分の前方に羊水腔があることです。羊水が少ない場合や、妊婦さんの肥満傾向、胎盤の前壁付着などのために児頭が母体腹壁から深い位置に存在する場合には、明瞭な画像を得ることが難しくなります。3D / 4D エコー画像は、2D エコー画像データを集積して作る画像のため、まずは明瞭な 2D エコー画像を描出することが必要です。

写真 90-1 妊娠初期の胎児像

妊娠 11 週。

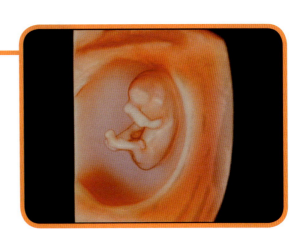

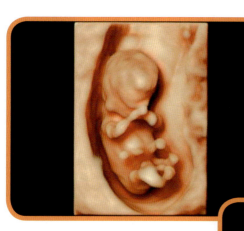

写真 **90**-2 妊娠初期の胎児像

妊娠 12 週。

写真 **91**-1 妊娠中期の胎児像

妊娠 18 週。

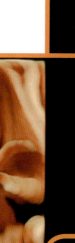

写真 **91**-2 妊娠中期の胎児像

妊娠 19 週。

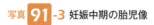

写真 **91**-3 妊娠中期の胎児像

妊娠 19 週。

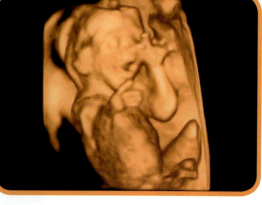

写真 92-1 妊娠後期の胎児像

妊娠 29 週。

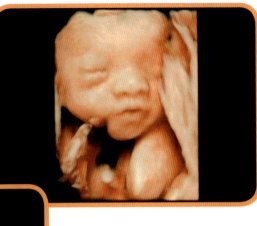

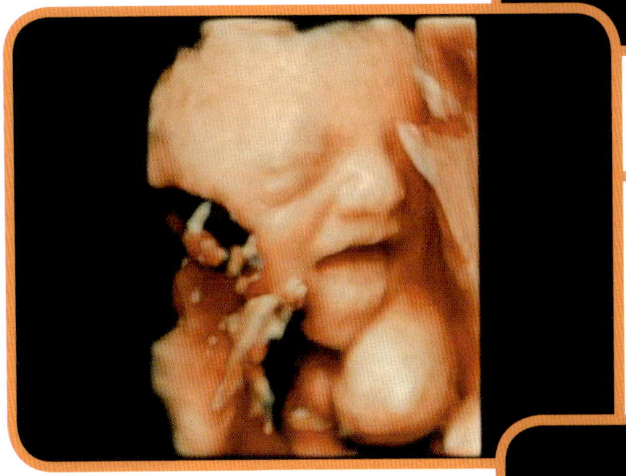

写真 92-2 妊娠後期の胎児像

妊娠 29 週。胎児が口を開けている。

写真 92-3 妊娠後期の胎児像

妊娠 34 週。

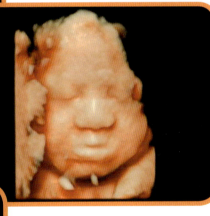

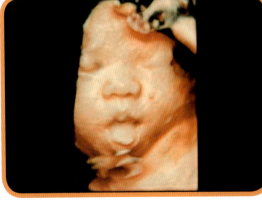

写真 92-4 妊娠後期の胎児像

妊娠 34 週。

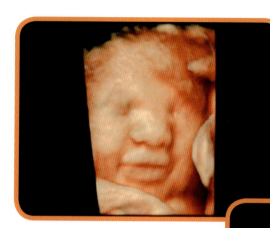

写真 92-5 妊娠後期の胎児像

妊娠 34 週。

写真 93 臍帯

妊娠 19 週。

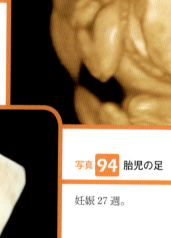

写真 94 胎児の足

妊娠 27 週。

写真 95 胎児の手

妊娠 27 週。

写真96 男児の性器

妊娠29週。陰嚢と陰茎が明瞭に描出されている。

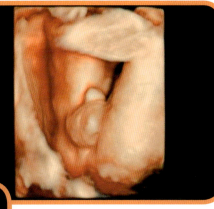

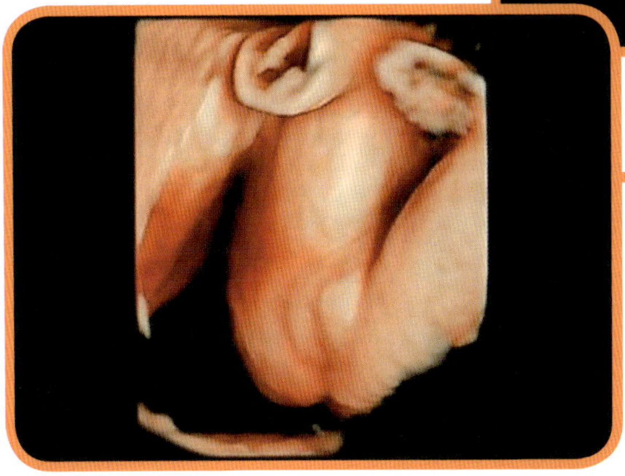

写真97 女児の性器

妊娠28週。大陰唇が描出されている。

▶引用・参考文献
1）馬場一憲. パルスドプラ法の使い方（特集 いまさら聞けない超音波のABC）. 周産期医学. 45(10), 2015, 1386.
2）日本超音波医学会 平成14・15年度 用語・診断基準委員会（委員長：岡井崇）. 超音波胎児計測の標準化と日本人の基準値. 超音波医学. 30(3), 2003, J431-32.
3）夫律子. 最新3D／4D胎児超音波画像診断：フルカラーアトラス. 大阪, メディカ出版, 2004, 147p.
4）馬場一憲, 井尾裕子. 産婦人科3次元超音波. 東京, メジカルビュー社, 2000, 134p.

Appendix

 日本超音波医学会による各計測値における基準値

表1 CRL（頭殿長）値の妊娠週数ごとの基準値 （文献1より引用）

Gestational Age	CRL (mm)				
	5%ile	10%ile	50%ile	90%ile	95%ile
7 W+0	5.7	6.8	10.1	16.0	17.2
7 W+2	6.0	7.3	10.5	15.7	16.4
7 W+4	6.5	8.1	11.3	16.0	16.6
7 W+6	7.2	9.0	12.5	17.0	17.5
8 W+1	8.1	10.2	14.0	18.4	19.1
8 W+3	9.1	11.6	15.8	20.4	21.3
8 W+5	10.3	13.1	17.8	22.7	24.0
9 W+0	11.7	14.9	20.0	25.4	27.0
9 W+2	13.3	16.7	22.5	28.3	30.3
9 W+4	15.1	18.7	25.0	31.4	33.7
9 W+6	17.1	20.9	27.6	34.6	37.3
10 W+1	19.2	23.1	30.3	37.8	40.7
10 W+3	21.5	25.4	33.1	41.0	44.1
10 W+5	24.1	27.9	35.8	44.1	47.1
11 W+0	26.7	30.4	38.4	47.0	49.8
11 W+2	29.6	32.9	40.9	49.6	52.1
11 W+4	32.7	35.5	43.3	51.9	53.8

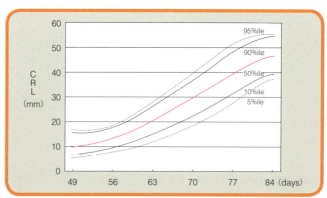

図1 CRL（頭殿長）値の妊娠日数に対する回帰曲線 （文献1より引用）

Appendix

表3 BPD（児頭大横径）値に対応する妊娠日数

（文献1より引用）

BPD (mm)	Gestational Age		BPD (mm)	Gestational Age	
	Mean	SD		Mean	SD
13	10W+1	4	52	21W+6	1W+0
14	10W+3	4	53	22W+1	1W+1
15	10W+5	4	54	22W+3	1W+1
16	11W+0	4	55	22W+5	1W+1
17	11W+2	4	56	23W+1	1W+1
18	11W+4	4	57	23W+3	1W+1
19	11W+6	4	58	23W+5	1W+1
20	12W+1	4	59	24W+1	1W+1
21	12W+3	4	60	24W+3	1W+2
22	12W+6	4	61	24W+5	1W+2
23	13W+1	5	62	25W+1	1W+2
24	13W+3	5	63	25W+3	1W+2
25	13W+5	5	64	25W+5	1W+2
26	14W+0	5	65	26W+1	1W+2
27	14W+2	5	66	26W+3	1W+3
28	14W+4	5	67	26W+6	1W+3
29	14W+6	5	68	27W+2	1W+3
30	15W+1	5	69	27W+4	1W+3
31	15W+3	5	70	28W+0	1W+3
32	15W+5	5	71	28W+3	1W+3
33	16W+0	5	72	28W+5	1W+4
34	16W+2	5	73	29W+1	1W+4
35	16W+4	5	74	29W+4	1W+4
36	16W+6	6	75	30W+0	1W+4
37	17W+1	6	76	30W+3	1W+4
38	17W+4	6	77	30W+6	1W+5
39	17W+6	6	78	31W+2	1W+5
40	18W+1	6	79	31W+5	1W+5
41	18W+3	6	80	32W+1	1W+5
42	18W+5	6	81	32W+5	1W+5
43	19W+0	6	82	33W+1	1W+6
44	19W+2	6	83	33W+5	1W+6
45	19W+4	6	84	34W+2	1W+6
46	20W+0	1W+0	85	34W+6	1W+6
47	20W+2	1W+0	86	35W+3	2W+0
48	20W+4	1W+0	87	36W+0	2W+0
49	20W+6	1W+0	88	36W+5	2W+0
50	21W+1	1W+0	89	37W+4	2W+0
51	21W+3	1W	90	38W+3	2W+1

表2 CRL（頭殿長）値に対応する妊娠日数

（文献1より引用）

CRL (mm)	Gestational Age		
	10%ile	50%ile	90%ile
13	7W+3	8W+0	9W+0
14	7W+4	8W+1	9W+1
15	7W+5	8W+2	9W+1
16	7W+6	8W+3	9W+2
17	8W+0	8W+4	9W+3
18	8W+1	8W+5	9W+4
19	8W+2	8W+6	9W+5
20	8W+3	9W+0	9W+6
21	8W+4	9W+1	10W+0
22	8W+4	9W+2	10W+1
23	8W+5	9W+2	10W+1
24	8W+6	9W+3	10W+2
25	9W+0	9W+4	10W+3
26	9W+1	9W+5	10W+4
27	9W+2	9W+6	10W+5
28	9W+2	10W+0	10W+5
29	9W+3	10W+0	10W+6
30	9W+4	10W+1	11W+0
31	9W+5	10W+2	11W+0
32	9W+6	10W+3	11W+1
33	10W+0	10W+3	11W+1
34	10W+0	10W+4	11W+2
35	10W+1	10W+5	11W+3
36	10W+1	10W+5	11W+3
37	10W+2	10W+6	11W+4
38	10W+3	11W+0	11W+5
39	10W+3	11W+0	11W+5
40	10W+4	11W+1	11W+6
41	10W+5	11W+2	11W+6
42	10W+5	11W+2	12W+0
43	10W+6	11W+3	12W+0

表 4 AC（腹部周囲長）値に対応する妊娠日数 （文献1より引用）

AC (cm)	Gestational Age Mean	SD	AC (cm)	Gestational Age Mean	SD
10.0	15W+3	1W+1	21.5	27W+0	1W+5
10.5	16W+0	1W+1	22.0	27W+3	1W+5
11.0	16W+4	1W+1	22.5	28W+0	1W+5
11.5	17W+0	1W+1	23.0	28W+4	1W+5
12.0	17W+4	1W+2	23.5	29W+0	1W+5
12.5	18W+0	1W+2	24.0	29W+4	1W+6
13.0	18W+4	1W+2	24.5	30W+1	1W+6
13.5	19W+0	1W+2	25.0	30W+5	1W+6
14.0	19W+4	1W+2	25.5	31W+2	1W+6
14.5	20W+0	1W+2	26.0	31W+6	1W+6
15.0	20W+3	1W+3	26.5	32W+3	1W+6
15.5	21W+0	1W+3	27.0	33W+1	2W+0
16.0	21W+3	1W+3	27.5	33W+5	2W+0
16.5	22W+0	1W+3	28.0	34W+2	2W+0
17.0	22W+3	1W+3	28.5	35W+0	2W+0
17.5	22W+6	1W+4	29.0	35W+4	2W+0
18.0	23W+3	1W+4	29.5	36W+2	2W+0
18.5	23W+6	1W+4	30.0	37W+0	2W+0
19.0	24W+3	1W+4	30.5	37W+5	2W+0
19.5	24W+6	1W+4	31.0	38W+2	2W+1
20.0	25W+3	1W+4	31.5	39W+0	2W+1
20.5	25W+6	1W+4	32.0	39W+6	2W+1
21.0	26W+3	1W+5	32.5	40W+4	2W+1

表 5 FL（大腿骨長）値に対応する妊娠日数 （文献1より引用）

FL (mm)	Gestational Age Mean	SD	FL (mm)	Gestational Age Mean	SD
20	16W+1	6	46	26W+2	1W+3
21	16W+3	6	47	26W+5	1W+3
22	16W+6	6	48	27W+2	1W+3
23	17W+1	1W+0	49	27W+5	1W+3
24	17W+3	1W+0	50	28W+2	1W+3
25	17W+6	1W+0	51	28W+5	1W+3
26	18W+1	1W+0	52	29W+2	1W+4
27	18W+3	1W+0	53	29W+5	1W+4
28	18W+6	1W+0	54	30W+2	1W+4
29	19W+1	1W+0	55	30W+5	1W+4
30	19W+4	1W+1	56	31W+2	1W+4
31	20W+0	1W+1	57	31W+6	1W+4
32	20W+2	1W+1	58	32W+3	1W+5
33	20W+5	1W+1	59	33W+0	1W+5
34	21W+1	1W+1	60	33W+3	1W+5
35	21W+3	1W+1	61	34W+0	1W+5
36	21W+6	1W+1	62	34W+4	1W+5
37	22W+2	1W+2	63	35W+1	1W+5
38	22W+5	1W+2	64	35W+5	1W+5
39	23W+1	1W+2	65	36W+2	1W+5
40	23W+4	1W+2	66	37W+0	1W+5
41	24W+0	1W+2	67	37W+4	1W+6
42	24W+3	1W+2	68	38W+1	1W+6
43	24W+6	1W+2	69	38W+5	1W+6
44	25W+3	1W+2	70	39W+3	1W+6
45	25W+6	1W+3			

表 7 AC（腹部周囲長）値の妊娠週数毎の基準値　（文献1より引用）

Gestational Age	AC (cm) −2.0SD	−1.5SD	mean	+1.5SD	+2.0SD
16W+0	8.5	9.0	10.4	11.8	12.3
17W+0	9.4	9.9	11.4	12.9	13.4
18W+0	10.4	10.9	12.5	14.0	14.6
19W+0	11.3	11.8	13.5	15.1	15.7
20W+0	12.2	12.8	14.5	16.2	16.8
21W+0	13.2	13.7	15.5	17.3	17.9
22W+0	14.1	14.7	16.5	18.4	19.0
23W+0	15.0	15.6	17.5	19.5	20.1
24W+0	15.9	16.5	18.5	20.5	21.2
25W+0	16.8	17.4	19.5	21.6	22.3
26W+0	17.6	18.3	20.5	22.6	23.3
27W+0	18.5	19.2	21.4	23.6	24.4
28W+0	19.3	20.1	22.4	24.7	25.4
29W+0	20.2	20.9	23.3	25.6	26.4
30W+0	21.0	21.8	24.2	26.6	27.4
31W+0	21.8	22.6	25.1	27.6	28.4
32W+0	22.5	23.4	25.9	28.5	29.4
33W+0	23.3	24.2	26.8	29.4	30.3
34W+0	24.0	24.9	27.6	30.3	31.2
35W+0	24.7	25.6	28.4	31.2	32.1
36W+0	25.4	26.3	29.2	32.0	33.0
37W+0	26.0	27.0	29.9	32.8	33.8
38W+0	26.6	27.6	30.6	33.6	34.6
39W+0	27.2	28.2	31.3	34.3	35.4
40W+0	27.7	28.8	31.9	35.1	36.1
41W+0	28.2	29.3	32.5	35.7	36.8
42W+0	28.7	29.8	33.1	36.4	37.5

表 6 BPD（児頭大横径）値の妊娠週数毎の基準値　（文献1より引用）

Gestational Age	BPD (mm) −2.0SD	−1.5SD	mean	+1.5SD	+2.0SD
10W+0	8.0	9.1	12.6	16.0	17.1
11W+0	11.3	12.4	15.9	19.5	20.6
12W+0	14.5	15.7	19.3	22.9	24.1
13W+0	17.8	19.0	22.7	26.4	27.6
14W+0	21.1	22.4	26.1	29.9	31.2
15W+0	24.4	25.7	29.5	33.4	34.7
16W+0	27.7	29.0	32.9	36.9	38.2
17W+0	30.9	32.3	36.3	40.3	41.7
18W+0	34.2	35.6	39.6	43.7	45.1
19W+0	37.4	38.8	43.0	47.1	48.5
20W+0	40.6	42.0	46.2	50.5	51.9
21W+0	43.7	45.1	49.5	53.8	55.3
22W+0	46.7	48.2	52.6	57.1	58.5
23W+0	49.7	51.2	55.7	60.3	61.8
24W+0	52.6	54.2	58.8	63.4	64.9
25W+0	55.5	57.1	61.7	66.4	68.0
26W+0	58.3	59.8	64.6	69.4	71.0
27W+0	60.9	62.5	67.4	72.2	73.9
28W+0	63.5	65.1	70.1	75.0	76.6
29W+0	65.9	67.6	72.6	77.7	79.3
30W+0	68.3	70.0	75.1	80.2	81.9
31W+0	70.5	72.2	77.4	82.6	84.3
32W+0	72.6	74.3	79.6	84.9	86.6
33W+0	74.5	76.3	81.7	87.0	88.8
34W+0	76.3	78.1	83.6	89.0	90.8
35W+0	78.0	79.8	85.3	90.8	92.7
36W+0	79.4	81.3	86.9	92.5	94.4
37W+0	80.7	82.6	88.3	94.0	95.9
38W+0	81.9	83.8	89.6	95.3	97.3
39W+0	82.8	84.8	90.6	96.5	98.4
40W+0	83.6	85.6	91.5	97.4	99.4
41W+0	84.1	86.1	92.2	98.2	100.2
42W+0	84.5	86.5	92.6	98.7	100.7

Appendix

表 8 FL（大腿骨長）値の妊娠週数毎の基準値

（文献 1 より引用）

Gestational Age	FL（mm）				
	−2.0SD	−1.5SD	mean	+1.5SD	+2.0SD
16 W + 0	14.9	16.2	20.1	24.1	25.4
17 W + 0	17.4	18.7	22.7	26.7	28.0
18 W + 0	19.8	21.2	25.3	29.3	30.7
19 W + 0	22.3	23.7	27.8	31.9	33.3
20 W + 0	24.8	26.2	30.4	34.5	35.9
21 W + 0	27.3	28.7	32.9	37.1	38.5
22 W + 0	29.7	31.1	35.4	39.7	41.1
23 W + 0	32.1	33.5	37.9	42.2	43.6
24 W + 0	34.5	35.9	40.3	44.7	46.1
25 W + 0	36.8	38.3	42.7	47.1	48.6
26 W + 0	39.1	40.6	45.0	49.5	51.0
27 W + 0	41.3	42.8	47.3	51.8	53.3
28 W + 0	43.5	45.0	49.6	54.1	55.6
29 W + 0	45.6	47.1	51.7	56.3	57.9
30 W + 0	47.6	49.2	53.8	58.5	60.0
31 W + 0	49.5	51.1	55.8	60.6	62.1
32 W + 0	51.4	53.0	57.8	62.5	64.1
33 W + 0	53.2	54.8	59.6	64.4	66.1
34 W + 0	54.9	56.5	61.4	66.3	67.9
35 W + 0	56.5	58.1	63.0	68.0	69.6
36 W + 0	58.0	59.6	64.6	69.6	71.2
37 W + 0	59.3	61.0	66.0	71.1	72.7
38 W + 0	60.6	62.3	67.4	72.4	74.1
39 W + 0	61.7	63.4	68.6	73.7	75.4
40 W + 0	62.7	64.5	69.6	74.8	76.5
41 W + 0	63.6	65.4	70.6	75.8	77.5
42 W + 0	64.3	66.1	71.4	76.7	78.4

表 9 胎児体重の妊娠週数毎の基準値

（文献 1 より引用）

Gestational Age	EFW（g）				
	−2.0SD	−1.5SD	mean	+1.5SD	+2.0SD
18 W + 0	126	141	187	232	247
19 W + 0	166	186	247	308	328
20 W + 0	211	236	313	390	416
21 W + 0	262	293	387	481	512
22 W + 0	320	357	469	580	617
23 W + 0	386	430	560	690	733
24 W + 0	461	511	660	809	859
25 W + 0	546	602	771	940	996
26 W + 0	639	702	892	1,081	1,144
27 W + 0	742	812	1,023	1,233	1,304
28 W + 0	853	930	1,163	1,396	1,474
29 W + 0	972	1,057	1,313	1,568	1,653
30 W + 0	1,098	1,191	1,470	1,749	1,842
31 W + 0	1,231	1,332	1,635	1,938	2,039
32 W + 0	1,368	1,477	1,805	2,133	2,243
33 W + 0	1,508	1,626	1,980	2,333	2,451
34 W + 0	1,650	1,776	2,156	2,536	2,663
35 W + 0	1,790	1,926	2,333	2,740	2,875
36 W + 0	1,927	2,072	2,507	2,942	3,086
37 W + 0	2,059	2,213	2,676	3,139	3,294
38 W + 0	2,181	2,345	2,838	3,330	3,494
39 W + 0	2,292	2,466	2,989	3,511	3,685
40 W + 0	2,388	2,572	3,125	3,678	3,862
41 W + 0	2,465	2,660	3,244	3,828	4,023

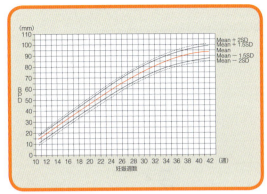

図 2 BPD値の妊娠週数に対する回帰曲線
（文献1より引用）

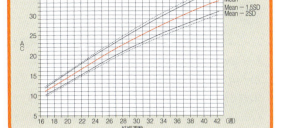

図 3 AC値の妊娠週数に対する回帰曲線 （文献1より引用）

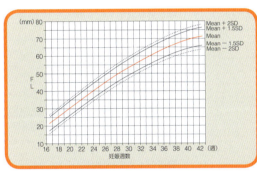

図 4 FL値の妊娠週数に対する回帰曲線
（文献1より引用）

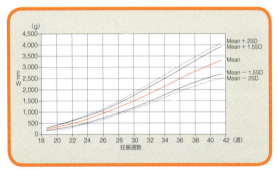

図 5 胎児体重の妊娠週数に対する回帰曲線
（文献1より引用）

▶引用・参考文献
1）日本超音波医学会 平成14・15年度 用語・診断基準委員会（委員長：岡井崇）．超音波胎児計測の標準化と日本人の基準値．超音波医学．30(3), 2003, J414-40.

索引 Index

 数　字

3 vessel trachea view ■ 125
3 vessel view ■ 125
3D・4D エコー ■ 185
3D 超音波 ■ 183
4 chamber view ■ 125
4D 超音波 ■ 183
5 chamber view ■ 125

 あ

アーチファクト ■ 68
安全性 ■ 26

 い

医師による診察 ■ 36
異常の早期発見 ■ 26
一絨毛膜一羊膜双胎 ■ 86
一絨毛膜二羊膜双胎 ■ 87
遺伝カウンセリング ■ 36
胃部横断面 ■ 131
院内助産システム ■ 20
インフォームド・コンセント ■ 28

 う・え

右室の流出路 ■ 125
右室流出路（胎児心臓）■ 119, 120
エプスタイン病 ■ 127

 お

横隔膜ヘルニア ■ 129
黄体囊胞 ■ 84
横断面 ■ 70

 か

外性器 ■ 152

快適性の提供 ■ 29
拡大・縮小 ■ 65
過少捻転（臍帯）■ 162
過捻転（臍帯）■ 162
カラードプラ ■ 175
看護記録 ■ 29
看護部の体制 ■ 25
看護部の理念 ■ 23
看護問診票 ■ 29
顔面
　──の異常 ■ 149
　──の観察 ■ 146
　──描出（冠状断面）■ 146
　──描出（矢状断面）■ 148

 き

基準断面 ■ 69
キャリアアップ ■ 54
胸郭の低形成 ■ 143
胸水 ■ 130
胸部の観察 ■ 128
局所的子宮収縮 ■ 82
記録 ■ 38, 49
筋緊張 ■ 153

 け

ケアの質の保証 ■ 55
経視床断面 ■ 110
経小脳断面 ■ 110
継続受け持ち看護制度 ■ 51
継続看護 ■ 51
経側脳室断面 ■ 110
経腟超音波 ■ 59
経腹超音波 ■ 59
　──の基準断面 ■ 69
頸部・脊椎の観察 ■ 114
頸部臍帯巻絡 ■ 164
ゲインの調節 ■ 66

血流の評価 ■ 178

 こ

後屈子宮 ■ 73
口唇裂・口蓋裂 ■ 149
個別性への対応 ■ 31, 51, 54

 さ

臍帯 ■ 160
臍帯圧迫による胎児心拍数の変化 ■ 154
臍帯血管 ■ 162
臍帯静脈波形 ■ 177, 183
臍帯胎盤付着部 ■ 165
臍帯動脈 ■ 180
臍帯動脈波形 ■ 177, 181
臍帯捻転ピッチ ■ 163
臍帯の巻絡 ■ 164
臍帯の多重巻絡 ■ 165
臍帯付着部 ■ 166
臍帯ヘルニア ■ 134
臍帯卵膜付着 ■ 166
左室・右室の流出路 ■ 125
左室流出路（胎児心臓）■ 119
左心低形成 ■ 128
左右の判別 ■ 121
産後ケアセンター ■ 52

 し

子宮筋腫合併妊娠 ■ 82
子宮頸管 ■ 171
子宮頸管無力症 ■ 171
四腔断面 ■ 119, 121, 123, 124, 127
四肢の観察 ■ 142
　──（下腿・足）■ 144
　──（上肢・手）■ 145
四肢の形態異常 ■ 142

矢状断面 70
周産期死亡率 20
縦断面 70
十二指腸閉鎖 136
絨毛膜下血腫 81
出産場所 18
出生後の血液循環 118
常位胎盤早期剥離 159
小腸閉鎖 136
小脳 114
情報提供 31
情報提供（開示）28
食道閉鎖 135
助産外来 →助産師外来
助産師 20
　　——が行う超音波検査 10
　　——の役割 50
　　——のやりがい、キャリアアップ 54
助産師外来 18
　　——運営 42
　　——実際 39
　　——受診の流れ 45
　　——対象妊婦 41
　　——担当者 44
　　——導入 39
　　——評価 53
　　——部屋の構造 44
　　——目的 21
助産師教育 11
助産所におけるケア 14
助産所における超音波検査 14
心四腔断面 →四腔断面
心室中隔欠損 127
心臓観察のための基準7断面 119
心臓の観察 117
心臓の軸偏位 123
腎臓部横断面 131

す
水腎症 139
推定胎児体重 104
水頭症 111
髄膜瘤 116
ズーム 65

せ
性別判定 151
生理的臍帯ヘルニア 79
脊椎位置の確認 95
脊椎の観察 114, 115
脊椎描出 117
セミオープン病院 33
前屈子宮 73
全前脳胞症 112, 150
前置胎盤 156
先天性横隔膜ヘルニア 129
先天性嚢胞性腺腫様奇形 129

そ
双角子宮 74
操作パネル 64
操作方法 70
双胎妊娠 85
双胎の分類 86
側脳室径（幅）111

た
胎位の確認 89
大横径 78, 96
胎向の確認 92
胎児
　　——頭部・脊椎の観察 114
　　——血流の評価 178
　　——心臓観察のための基準7断面 119
　　——脊椎の観察 115
　　——頭部の観察 109
　　——の左右の判別 121

胎児
　　——腹水 141
　　——腹部横断面 131
　　——腹部の観察 130, 132, 133
　　——卵巣嚢腫 142
胎児異常のチェック 106
胎児躯幹矢状断面 131
胎児計測の実際 96
胎児形態異常 108, 109
胎児血液循環 118
胎児呼吸様運動 153
胎児心拍数 78
胎児スクリーニング 106
胎児体重 194, 195
　　——の推定法 104
胎児発育の評価 95
胎児発育不全 105
胎児評価法 153
胎児付属物 155
対象者 42
大腿骨 99
大腿骨長 99
胎動 153
大動脈弓断面（心臓）121
胎盤 155
　　——の異常 159
　　——の位置 155
　　——の石灰化 158
　　——の内部エコー 157
胎盤内血腫 160
胎便性腹膜炎 137
胎胞脱出 173
多胎 85
脱脳症 81
多嚢胞性異形成腎 140
多発性心臓内腫瘍 127
単一臍帯動脈 162
短軸断面（胎児心臓）120
胆嚢部横断面 132

ち

チーム医療 ■28, 51
中大脳動脈 ■178
超音波 ■58
超音波検査室 ■33
超音波断層装置 ■60
超音波断層法の原理 ■59
超音波の性質 ■58
長軸断面（胎児心臓）■120
チョコレート嚢胞 ■84

 て

適応 ■42
殿部の隆起 ■115

 と

頭殿長 ■74, 77, 190, 191
頭部の観察 ■109
ドプラ血流計測 ■176
ドプラ法 ■175

 な・に

内反足 ■144
二絨毛膜二羊膜双胎 ■87
二分脊椎 ■116
日本超音波医学会認定超音波検査士制度 ■12
尿道閉鎖 ■140
妊娠管理 ■21
妊娠初期の超音波検査 ■72
妊娠中期・後期の超音波検査 ■88
妊婦
　——・家族のニーズへの対応 ■51
　——の自覚 ■28
　——の主体性 ■28
　——への周知方法 ■42
妊婦健康管理 ■25

妊婦健診における超音波検査 ■10

 ね

年次別就業場所別助産師数 ■19
捻転の強さ（臍帯）■162

 の

脳室拡大 ■111
嚢胞性腎疾患 ■140

 は

肺 ■128
背部・殿部の隆起 ■115
バナナサイン ■111
パルスドプラ ■176
パワードプラ ■175

 ひ

鼻骨欠損 ■150
病院理念 ■23

 ふ

フォーカス ■67
腹水 ■141
腹部周囲長 ■101
腹部横断面 ■131
腹部の観察 ■130, 132, 133, 134
腹壁破裂 ■135
プローブ ■61
　——の方向 ■94
分葉胎盤 ■160

 へ・ほ

閉塞性尿路疾患 ■138
膀胱部横断面 ■132

 ま・み

マイナートラブル ■29

膜性の診断 ■85, 86
脈絡叢嚢胞 ■113

 む・も

無頭蓋症 ■81
無脳症 ■81
問診 ■45

 よ

羊水 ■166
羊水インデックス ■167
羊水過少 ■170
羊水過多 ■169
羊水ポケット ■167
羊水量 ■153
予約の取り方 ■42

 ら

卵黄嚢 ■76
卵性・膜性の診断 ■85
卵巣過剰刺激症候群 ■85
卵巣腫瘍 ■83
卵巣嚢腫（胎児）■142
卵嚢径 ■77

 り・る・れ

両室流出路の描出 ■125
利用者からの反響 ■53
輪状子宮収縮 ■173
類比嚢胞腫 ■84
レモンサイン ■111

 欧文

A
abdominal circumference：AC ■101, 103, 192, 193, 195
amniotic fluid index：AFI ■167, 168
amniotic fluid pocket：AFP ■167
anencephaly ■81
asymmetrical FGR ■105

B

biophysical profile scoring：
BPS ■ 153

biparietal diameter：BPD ■ 78,
96, 97, 193, 195

C

choroid plexus cyst：CPC ■ 113

coiling index ■ 163

congenital cystic adenomatoid
malformation of the lung：
CCAM ■ 129

congenital diaphragmatic hernia：
CDH ■ 129

crown rump length：CRL ■ 74,
77, 190, 191

D・E

DD 双胎 ■ 86

EFW ■ 104

exencephaly ■ 81

F・G

femur length：FL ■ 99, 100,
192, 194, 195

fetal growth restriction：
FGR ■ 105

fetal heart rate：FHR ■ 78

five chamber view ■ 125

four chamber view ■ 121, 125

gestational sac：GS ■ 77

L・M

LVW ／ HW ■ 112

MD 双胎 ■ 87

middle cerebral artery：
MCA ■ 178, 180

MM 双胎 ■ 87

N

NST ■ 153

nuchal translucency：NT ■ 79,
81

O・R

ovarian hyperstimulation
syndrome：OHSS ■ 85

RI 値の測定方法 ■ 179

S

subchorionic hematoma ■ 81

symmetrical FGR ■ 105

T

three vessel trachea view ■ 125

three vessel view ■ 125

U

UmA-RI 値の測定方法 ■ 179

umbilical artery：UmA ■ 181

索引

ダウンロード方法は、p.7をご覧ください。

ダウンロード付録　妊娠中期・後期スクリーニング・チェックシート

では、胎児のスクリーニングを始めましょう！

☐ **1** まず胎児頭部を観察します。
- 児頭の位置はどこか？（頭位・骨盤位の確認）
- ミッドラインは見えるか？ BPDは週数相当か？（児頭の計測）
- 左右対称で、内部構造・頭蓋外側に変化はないか？（異常の有無）

☐ **2** BPD断面から90°プローブを回転、胎児前方へ平行に移動し顔面を観察します。
- 眼窩・眼球は2カ所見えるか？
- 鼻孔・口唇は見えるか？（口蓋裂の否定）
- 横顔は？

☐ **3** 脊柱の向きにプローブを合わせて脊椎の長軸像を描出しましょう。
- 母体のどちら側にあるか？（胎向の確認）
- 殿部のあたりまで変化はないか？（二分脊椎・仙尾部奇形の否定）

☐ **4** 殿部からやや胎児の前方へプローブを移動し、大腿骨を観察しましょう。
- 十分な長さの大腿骨長軸像が見えるか？（FLの測定）
- 慣れてきたら、下腿まで追いかけて、足底の観察をしてみましょう（足趾の確認）。

☐ **5** 大腿骨長軸からプローブをやや移動し、性別を確認しましょう。
- 外性器が見えるか？（性別判定、異常の有無）
- 内性器が見えるか？

☐ **6** 脊椎長軸に戻って、腹部の高さで90°プローブを回転しましょう。
- 週数相当の腹部の横断面が見えるか？（ACの測定）
- 胃は見えるか？（食道閉鎖の否定）
- 胃は左側にあるか？ AO／IVC断面の位置は？（内臓錯位の他異常の有無）

☐ **7** プローブを胎児胸部の高さまで平行移動しましょう。
- 心臓は、リズムよく動いているか？（心拍の確認）
- 四腔断面画像が描出でき心バランスは良いか？（先天性心疾患の有無）
- 心臓の位置と軸は左側にあるか？（内臓錯位の他異常の有無）
- 肺は正常か？ 胸水など胸腔内の異常はないか？（胎児異常の有無）

☐ **8** プローブを四腔断面の高さより頭部方向に少しずつ平行移動しましょう。
- 3VV、3VTVが見えるか？（先天性心疾患の有無）
- それ以外に過剰な血管はないか？

☐ **9** 横断面のまま、胃断面より下方（尾側）に平行移動しましょう。
- 胆嚢と、脊椎の両側に腎臓が2カ所見えるか？（胆嚢・腎臓の確認）
- 嚢胞や腎盂拡大などの異常はないか？（水腎症その他異常の有無）
- 膀胱は見えるか？（腎機能の証明・その他異常の有無）
- 胃・胆嚢・膀胱以外に液体貯留像は認められないか？（腹水・消化管閉鎖などの異常の有無）

☐ **10** 再び、プローブを90°回転して胎児矢状断面像を見ましょう。
- 横隔膜は見えるか？（横隔膜の確認）
- 腹壁はスムーズか？（腹壁破裂の否定）
- 臍帯起始部に異常はないか？（臍帯ヘルニアの否定）

☐ **11** 胎児の腕・手指もできるだけ確認しましょう。
- 十分な長さの上腕骨長軸像が見えるか？（HLの測定）
- 慣れてきたら前腕まで追いかけて手指も見てみましょう（先天奇形・染色体異常の有無）。

☐ **12** スクリーニング中、胎児の向きなどで見えにくいところがあったら、もう一度戻って見てみましょう。向きが変わって見えやすくなっているかもしれません（最終確認）。

胎児以外の部分にも注意して見ましょう！

☐ **1** 胎盤を確認します。
- 前壁か、後壁か？（胎盤位置の確認）
- 高さはどうか？（前置胎盤の否定）
- 内部エコー、厚さに変化はないか？（早剥の注意）

☐ **2** 羊水を見ます。
- 羊水量は適当か？（AFIの計測）

☐ **3** 臍帯を見ます。
- 3本の血管が描出されるか？（単一臍帯動脈の否定）
- 捻転の強さはどうか？（過捻転の観察）
- 臍帯胎児付着部が確認できるか？（臍帯辺縁付着の否定）
- 臍帯巻絡はないか？（頸部巻絡の観察）

『新版 助産師外来で役立つ超音波検査ガイドブック』©Hideo TAKEMURA 2018

●編著者紹介

竹村 秀雄（たけむら　ひでお）

医療法人竹村医学研究会（財団）小阪産病院　理事長

略歴等

1953 年　大阪府立高津高等学校卒業
1960 年　東京大学医学部卒業
1961 年　京都大学婦人科学産科学教室
1963 年　福井県公立小浜病院
1968 年　国立大阪病院産婦人科
1969 年　小阪産病院院長、1994 年より理事長、現在に至る

日本産科婦人科学会産婦人科専門医、日本超音波医学会専門医・指導医
日本産婦人科医会顧問（元副会長）、日本周産期・新生児医学会功労会員
東京オペグループ（TOG）元副会長、HIS 研究会元理事長

著　書

『プラクティカル産科学』（共著）（メディカ出版、1992 年）
『経腟超音波－産科症例に学ぶ－』（メディカ出版、1996 年）
『周産期の超音波診断 ABC』（分担執筆）（メジカルビュー社、1999 年）
『助産師・看護師のための超音波画像診断』（分担執筆）（南江堂、2002 年）　他

新版 助産師外来で役立つ超音波検査ガイドブック
（しんばん じょさんし し がいらい やく だ ちょうおん ば けんさ）
－正常妊娠がよくわかる
（せいじょうにんしん）

2005年 4 月10日発行	第 1 版第 1 刷	
2015年 3 月10日発行	第 1 版第 6 刷	
2018年 2 月15日発行	第 2 版第 1 刷	
2024年 1 月20日発行	第 2 版第 3 刷	

編著者	竹村 秀雄（たけむら ひでお）
発行者	長谷川 翔
発行所	株式会社メディカ出版
	〒532-8588
	大阪市淀川区宮原 3－4－30
	ニッセイ新大阪ビル16F
	https://www.medica.co.jp/
編集担当	里山圭子
編集協力	加藤明子
装　幀	森本良成
本文デザイン	添田はるみ
本文イラスト	P.U.M.P 坂本光三／杉本綾子
印刷・製本	株式会社シナノ パブリッシング プレス

© Hideo TAKEMURA, 2018

本書の複製権・翻訳権・翻案権・上映権・譲渡権・公衆送信権（送信可能化権を含む）は、（株）メディカ出版が
保有します。

ISBN978-4-8404-6204-4　　　　　　　　　　　　　　　　　　　　Printed and bound in Japan

当社出版物に関する各種お問い合わせ先（受付時間：平日 9：00 ～ 17：00）
●編集内容については、編集局 06-6398-5048
●ご注文・不良品（乱丁・落丁）については、お客様センター 0120-276-115